Dagmar
Braunschweig-Pauli

Die Jod-Lüge

Dagmar Braunschweig-Pauli

Die Jod-Lüge

Das Märchen vom gesunden Jod

Das Lexikon der Jodkrankheiten

HERBIG
Gesundheitsratgeber

Die Ratschläge in diesem Buch sind von Autorin und Verlag sorgfältig geprüft, dennoch kann keine Garantie übernommen werden. Jegliche Haftung der Autorin bzw. des Verlages und seiner Beauftragten für Gesundheitsschäden sowie Personen-, Sach- und Vermögensschäden ist ausgeschlossen.

Besuchen Sie uns im Internet unter
www.herbig-verlag.de

1. Auflage April 2003
2. Auflage Dezember 2003
3. aktualisierte Auflage April 2006
4. aktualisierte Auflage Juli 2008
5. aktualisierte Auflage September 2010

Schutzumschlaggestaltung: Wolfgang Heinzel
Lektorat: Gabriele Berding
Herstellung und Satz: VerlagsService Dr. Helmut Neuberger
& Karl Schaumann GmbH, Heimstetten
Gesetzt aus 10,5/13,5 Optima
Druck und Binden: GGP Media GmbH, Pössneck
Printed in Germany
ISBN 978-3-7766-2323-9

*Für alle, die die Jodierung von einer
normalen Ernährung ausschließt.*

*„Die Würde des Menschen ist unantastbar"
(Grundgesetz, Art. 1, Abs.1)*

Inhalt

Vorwort

Seit 1985/86 findet die vom Gesundheitsministerium propagierte »generelle Jodsalzprophylaxe« in Deutschland statt, und zwar mit Erfolg: die meisten Bäcker und Metzger verwenden in ihrer Produktion Jodsalz. Außerdem enthalten auch Milch und Milchprodukte, deutsche Fleischerzeugnisse und Eier durch die Verwendung von jodiertem Viehfutter seit 1992 die vierfache Jodmenge im Vergleich zu 1988. (Vgl. Köhrle,»Mineralstoffe und Spurenelemente«, S. 229.)

Über 20 Jahre »Jodsalzprophylaxe« in Deutschland

Bis heute stieg aufgrund der erhöhten Jodzusätze in den Mineralstoffmischungen der Jodgehalt von z. B. 100 Milliliter Milch von 2,2 auf z. T. 276 Mikrogramm Jod. Der Jodgehalt von z. B. 100 g Hühnerei vervierzehnfachte sich sogar gleichzeitig von 4,6 auf 64 Mikrogramm Jod.

Argument dafür ist der angebliche Jodmangel in Deutschland, an dessen Vorhandensein sich in diesen Jahren, will man den Jodbefürwortern glauben, scheinbar nicht viel geändert hat.

Und das, obwohl so viel jodiert wird wie nie, und es zu beängstigenden Mehrfachjodierungen kommt.

Es kommt zu beängstigenden Mehrfachjodierungen

Stereotyp verkünden die Jod-Protagonisten der tatsächlich unkontrollierten Jodierung, die Deutsche Gesellschaft für Ernährung (DGE) und der »Arbeitskreis Jodmangel« nach wie vor die gesundheitliche Unbedenklichkeit dieser Jodierungsaktion, und sie hören

11

nicht auf zu betonen, dass weitere Maßnahmen »zur Verbesserung der Jodversorgung« nötig seien.

Ein Höhepunkt dieser Einpaukmethode ist der Artikel »Jodversorgung in Deutschland« der Mediziner Meng (Greifswald) und Scriba (München), der im »Deutschen Ärzteblatt« vom 27. September 2002 (Jg. 99, Heft 39, S. A2560-64) erschienen ist.

»Maulkorb« für Jodkritiker

Im Kapitel »Was bleibt zu tun« fordern sie »Abbau von Ängsten und Vorurteilen sowie entschiedene Begegnung von Jodgegnern.« (S. A2564)

Die Absicht ist für mich eindeutig: denjenigen Medizinkritikern einen Maulkorb zu verpassen, die die Problematik der Jodierung ans Tageslicht bringen.

Kritik an der Zwangsmedikation

Umso begrüßenswerter sind dagegen die kritischen Stimmen von verantwortungsbewussten Medizinern gegen diese generelle Zwangsmedikation einer ganzen Bevölkerung.

Prof. Dr. med. Jürgen Hengstmann, ehemaliger Chefarzt für innere Medizin am Urban Klinikum, dem Lehrkrankenhaus der Freien Universität Berlin, äußert sich in dem Streitgespräch: »Jodprophylaxe für alle. Jodierte Lebensmittel: Gefahr oder Schutz?«, das im Naturarzt Nr. 8, 2002 erschien, deutlich ablehnend: »Die propagierte generelle Jodprophylaxe findet also statt. Aber nützt sie auch tatsächlich uns allen oder kann sie auch schaden? … rund zehn Prozent [der Bevölkerung, Anm. d. Autorin] haben eine Anlage für Funktionsstörungen der Schilddrüse, die durch erhöhte Jodzufuhr ausgelöst oder verstärkt werden können. Dies kann ihre Beschwerden, zum Beispiel körperliche und psychische Unruhe, Zittern, Schweißausbrüche oder schnellen Herzschlag verschlimmern.

Darf man die Gesundheit einer Mehrheit durch die

mögliche Gefährdung einer großen Gruppe erkaufen? Schon vor Jahrtausenden ist eine wichtige Handlungsmaxime für den Arzt formuliert worden: Nil nocere – keinem Menschen Schaden zufügen! Der zweite Kritikpunkt an den Pro-Jod-Kampagnen hängt mit dem ersten zusammen: Ist es zulässig, den Menschen die Möglichkeit zu nehmen, sich für oder gegen diese Medikation zu entscheiden? ...

Handlungsmaxime für Mediziner: keinem Menschen Schaden zufügen

Man tut so, als ob sich gesundheitsbewusste Kunden sowieso schlauerweise für Jodsalz entscheiden würden, wenn sie es könnten; und für die anderen sei die zwangsweise Mehrversorgung mit Jod allemal besser als ein Kropf oder sonstige, oft effektheischend geschilderte Folgen von Jodmangel.

Doch es kann durchaus auch gesundheitsbewusst sein, dass sich ein Mensch, je nach Veranlagung, gegen die jodierten Produkte entscheidet. Wenn er denn könnte! Das würde nämlich voraussetzen, dass erstens von jeder Produktgruppe mindestens ein nichtjodiertes Produkt erhältlich ist, und zweitens, dass die jodierten Produkte eindeutig gekennzeichnet sind.

Aus Gesundheitsgründen: Verzicht auf jodierte Produkte

Doch seit 1994 müssen verpackte Produkte nicht mehr eigens einen Hinweis auf jodiertes Speisesalz tragen. Es muss nur in der Zutatenliste enthalten sein. Lose verkaufte Waren (Brot, Wurst, Käse, Eier, Milch) müssen überhaupt nicht mehr gekennzeichnet werden.

Eine Gefahr schließen Ernährungswissenschaftler aus, da die zugeführte Jodmenge sehr gering sei. Der Kunde könne ohne Bedenken zu diesen Produkten greifen, über deren Jodgehalt er nichts weiß.

Daten aus der Schweiz ergaben aber, dass zum Beispiel der Jodgehalt in einem Liter Milch zwischen weniger als 50 und mehr als 500 Mikrogramm schwanken kann. Schon vor 25 Jahren haben Erfahrungen im Jodmangel-

13

Zusätzliche Jodgaben führen leicht zu einer Überfunktion

gebiet Hessen gezeigt, dass die tägliche Zugabe von 100 Mikrogramm Jodid die Schilddrüsenhormone im Blut selbst bei unter 40-Jährigen in den oberen Normbereich, kurz vor die Überfunktion, wandern ließ. Und die Häufigkeit der Entgleisung in eine Überfunktion nahm mit dem Alter der Patienten deutlich zu.

Senioren haben also ein größeres Risiko, sich durch vermehrte Jodzufuhr zu schaden ...

Die Entwicklung der Jodmangelkröpfe fand zu einer Zeit statt, in der ausreichend Jod in der Ernährung die Ausnahme war. Diese Kröpfe können jetzt nicht weggezaubert werden. Die 100 000 Schilddrüsenoperationen im Jahr in Deutschland sind bei älteren Patienten die Folge früherer schlechter Jodversorgung – aber bei jüngeren Folge jetziger Überversorgung mit Jod.

Angeblich soll das für die betroffenen Patienten nicht von Nachteil sein, da auf diese Weise eine sowieso behandlungsbedürftige Erkrankung früher erkannt und behandelt wird. In Wirklichkeit aber sind solche Fälle einer bislang verborgen gebliebenen speziellen Art der Überfunktion, die durch Erhöhung der Jodzufuhr zum Vorschein kommen, höchst selten.

Bei Basedow-Hyperthyreose sind zusätzliche Jodgaben gefährlich

Doch wie sieht es bei der relativ häufig auftretenden Basedow-Hyperthyreose aus?

Hier ist der Jodumsatz in der Schilddrüse derart schnell, dass sie meist jodverarmt ist. Wird nun durch Lebensmittel (oder Medikamente) zusätzliches Jod aufgenommen, entstehen daraus schnell entsprechende Mengen an Schilddrüsenhormonen. Deren Wirkungen im Organismus hat der Patient zu erleiden. Zu den typischen Basedow-Symptomen gehören unter anderem Herzrasen, Unruhe und Augenveränderungen.

Die medikamentöse Therapie der Schilddrüsenüberfunktion würde durch eine Minderung der Jodzufuhr dagegen erheblich erleichtert, denn Jodmangel erhöht die Wirksamkeit der thyreostatischen Medikamente. Aber wie soll sich der Patient für diesen ›gesunden‹ Jodmangel entscheiden, wenn er auf den Jodgehalt seiner Nahrung keinen Einfluss mehr hat, wenn er nicht einmal erfahren kann, wo Jod zugesetzt wurde und wo nicht?«

»Gesunder«
Jodmangel

Die Krankheitsentwicklung parallel zur Jodierung zeigt, dass jodinduzierte Erkrankungen nicht nur zugenommen haben, sondern geradezu eskaliert sind, ohne dass ein Ende der erschreckenden Entwicklung abzusehen wäre: der beispielhaft von Professor Hengstmann erwähnte *Jod-Basedow* ist allein bis 2009 von 1% auf über 4% gestiegen. *Morbus Hashimoto*, zu Beginn der Jodierung in Deutschland so selten, dass er nicht in Prozenten ausgedrückt werden konnte, liegt jetzt bei 12,5%, Tendenz steigend.

Jodinduzierte
Erkrankungen
eskalieren

Zugenommen haben die *schweren Akne-Fälle* außerhalb der Pubertät, zugenommen haben die *Hyperaktivität, Depressionen* und das *»restless legs«-Syndrom*, die *Lichtallergie*, schwere *Herzerkrankungen* und *Krebs*.

Zugenommen haben die *Jodallergie*, deren schwerste Form, auch bei allerkleinsten Mengen Jod in Lebensmitteln, der tödlich verlaufende anaphylaktische Schock ist.

Zugenommen haben die *Unfruchtbarkeit* und *Impotenz*. Zugenommen hat die Zahl der Patienten mit *Herzinsuffizienz*. Experten schätzen die Zahl der Neuerkrankungen auf 300 000 im Jahr, wie die Deutsche Herzstiftung in Frankfurt am Main berichtete (Zeitungsnotiz vom 14.3.2000).

Die *Tuberkulose* wird bei Menschen und Tieren reaktiviert.

*Unwissenheit
vieler Mediziner
über Jodsymptome*

Zugenommen hat gleichzeitig aber auch die Unwissenheit bei Medizinern und Therapeuten über die vielfältigen Symptome, die durch Jod ausgelöst werden, weil in medizinischen Handbüchern zeitgleich zum Aufbau der so genannten »flächendeckenden Jodprophylaxe« wichtige Schlagworte zur Jodproblematik gestrichen worden sind.

So wurde im »Pschyrembel«, dem »Klinischen Wörterbuch«, das bisher zu den verlässlichsten medizinischen Nachschlagewerken zählte, mit der 258. Auflage (1998) das Stichwort »Iodismus« gestrichen, das bis dahin zur Standardinformation dieses Lexikons über Jodschäden gehörte.

Auf Nachfrage der Autorin beim Walter de Gruyter-Verlag wurde erklärt, diese Streichung wäre auf Anraten von Experten erfolgt.

Leider hat sich die Tendenz, Jodschäden zu negieren und nicht in den medizinischen Verantwortungsbereich einzubeziehen, fortgesetzt und sogar noch über die deutschen Grenzen hinaus ausgeweitet.

*Fatale
Entscheidung der
EU-Kommission*

Am 7. Oktober 2002 kam die EU-Kommission zu dem Entschluss, Jod nicht in die Liste der Allergien auslösenden Stoffe aufzunehmen, weil sie sich nicht den Erkenntnissen anschließen wollte, dass Jod Allergien, Morbus Basedow, Morbus Hashimoto, Hyperthyreose und den anaphylaktischen Schock auslösen kann.

Diese Entscheidung ist nicht nur falsch, sondern birgt für jodkranke Menschen eine tödliche Falle: ein für sie lebensbedrohliches Gift mit der Nahrung zu bekommen, um dann bei der unweigerlich eintretenden lebensgefährlichen Krise keine angemessene medizinische Behandlung zu erhalten, weil es Jodschäden wie Jodallergie, Morbus Basedow, Hyperthyreose und anaphylaktischer Schock offiziell ja nun nicht mehr gibt.

16

Mit dieser EU-Entscheidung ist der Albtraum wahr geworden, dass Menschen willkürlich geschädigt und sogar zu Tode gebracht werden. Völlig legal, weil von der EU abgesegnet.

Hätten Sie das gewusst?
In den Sechzigerjahren rügte ein Arzt noch einen neuen Schilddrüsenpatienten, der die Sommerferien an der Nordsee verbracht hatte:
»Da hätten Sie gar nicht hinfahren dürfen. Die jodhaltige Luft dort hat Ihnen die Überfunktion eingebrockt. Wenn Sie einen ausgewachsenen Jod-Basedow haben wollen, fahren Sie gleich noch einmal hin.«
So herzhaft konnten damals Ärzte vor den gesundheitlichen Gefahren durch Jod warnen.
Und die durch Jod auftretenden Gesundheitsschäden waren Medizinern geläufig, obwohl Jod noch nicht, so wie heute, zusätzlich in die Lebensmittel und in die Mineralstoffgemische des Viehes gemischt wurde, und als veritabler Krankheitsauslöser sehr unwahrscheinlich war – es sei denn, man holte sich den Jodüberschuss bei einem Urlaub an der jodhaltigen Nordsee.
Damals gab es in einer Großstadt mit über 250 000 Einwohnern noch keine einzige radiologische Praxis, sondern man konnte die erforderliche Radiojod-Untersuchung nur in einem einzigen Krankenhaus vornehmen lassen, weil nur dort die nötigen Untersuchungsgeräte vorhanden waren.

Vor über 40 Jahren: geringer Bedarf an Radiojoduntersuchungen

Das reichte aber aus, denn der Bedarf an diesen Untersuchungen war nicht groß.
Und die so genannte »Röntgenstation« bot nur einmal in der Woche die radiologische Untersuchung für Schilddrüsenpatienten an – wegen der geringen Nachfrage.

17

Radiologen bildeten einkommensmäßig das Schlusslicht innerhalb der Ärzteschaft

Vor etwa 25 Jahren stand im »Bonner Generalanzeiger« die Notiz, dass diejenigen Ärzte, die sich der noch jungen Fachrichtung der Radiologie verschrieben hätten, einkommensmäßig das Schlusslicht innerhalb der sonst gut verdienenden Ärzteschaft bildeten.

Im Jahre 2003 kamen in einer mittleren Stadt mit ca. 100 000 Einwohnern auf 180 sonstige Arztpraxen, darunter nur zehn homöopathische und naturheilkundliche, fünf radiologische Praxen, wovon ca. zwei bis drei große Gemeinschaftspraxen mit mehreren ausgebildeten Radiologen sind. Außerdem gibt es zu diesem ambulanten radiologischen Angebot aber mehrere Krankenhäuser, die über große radiologische Stationen verfügen, die voll ausgelastet sind.

Trotzdem: Betrug 1999 die durchschnittliche Wartezeit auf eine radiologische Untersuchung der Schilddrüse noch höchstens acht Wochen, so verlängerte sich diese Wartezeit schon ein Jahr später auf mindestens drei Monate.

Zweifellos werden die radiologischen Praxen und Krankenhausstationen in den letzten Jahren von immer mehr schilddrüsenkranken Menschen aufgesucht.

Inzwischen ist jeder dritte Deutsche schilddrüsenkrank

Ultraschalluntersuchungen der Schilddrüseninitiative »Papillon« an 12 726 Personen ergaben dann auch im Sommer 2001, dass bis dahin jeder dritte Deutsche schilddrüsenkrank ist, Tendenz steigend.

Da sich die deutliche Steigerung der Schilddrüsenerkrankungen parallel zur immer intensiver praktizierten Jodierung fast aller Grundnahrungsmittel entwickelt hat, kann man nicht mehr die Augen davor verschließen, dass es Zusammenhänge zwischen der Jodierung der Lebensmittel und dieser speziellen Krankheitswelle gibt.

In »Prost Mahlzeit, Krank durch gesunde Ernährung«, bringen die Autoren Pollmer et al. den mittlerweile bekannten gesundheitsschädigenden Effekt von Ernährungsempfehlungen auf die so griffige wie überzeugende Formel: »Je mehr Diäten, desto mehr Essgestörte, je mehr Margarine aufs Brötchen kommt, desto mehr Herzinfarkte, je mehr Jodsalz unters Volk gestreut wird, desto mehr Schilddrüsenkranke.«

Einige (leider nicht alle) Jodbefürworter, denen die gesundheitsschädigenden Auswirkungen einer Überjodierung bekannt sind, denken bereits über die Beendigung der Jodierung nach. Der Arbeitskreis Jodmangel empfiehlt nicht mehr wie noch vor einem Jahr für Schwangere täglich 200–300 Mikrogramm Jod, sondern reduziert seit kurzem seine Jodempfehlung für Schwangere auf nur noch 100 Mikrogramm Jod täglich, weil diese um $^2/_3$ reduzierte Menge auf einmal auszureichen scheint.

Jodempfehlung für Schwangere um $^2/_3$ reduziert

Prof. Dr. Peter Scriba, bereits erwähnter Jodbefürworter aus München, kritisiert in diesem Zusammenhang, dass »die Industrie … trotzdem immer mehr Jodtabletten verkaufen [will], das ist für uns Ärzte ein Ärgernis … Sobald 100% [gemeint ist die Jodversorgung, Anm. d. Autorin] erreicht sind, müssen wir bremsen.« (In: Markus Weber: »Braucht Ihre Schilddrüse mehr Jod?«, »Journal für die Frau«, Mai 2001)

Die Frage liegt nahe, ob diese 100 Prozent in der Jodversorgung nicht schon längst – und möglicherweise seit längerem – erreicht bzw. schon überschritten worden ist, wenn mittlerweile jeder dritte Bundesbürger schilddrüsenkrank ist.

Auch dafür gibt es tatsächlich einen Beleg aus der Riege der Jodbefürworter. Bereits 1999 veröffentlichte der Rostocker Mediziner Rainer Hampel zusammen mit anderen Autoren die Studie »Jodidurie bei Schulkindern in Deutschland 1999 im Normbereich« (in: »Endocrinology«, Sonderdruck J. A. Barth-Verlag, S. 125ff.) und zieht die Schlussfolgerung, dass der Jodmangel überwunden sei. Der von der WHO (World Health Organisation) empfohlene Optimalbereich von 100–200 Mikrogramm Jodausscheidung/l lag bei 73 Prozent der Schüler bei 148 Mikrogramm pro Liter, und acht Prozent schieden sogar mehr als 300 Mikrogramm Jod aus, was – gelinde gesagt – für Kinder ein beängstigend hoher Wert ist.

Jodmangel ist überwunden

Nun müsste eigentlich wenigstens jetzt die Jodierung gebremst werden, wie Scriba es versprochen hat – wenn man die Jodbefürworter beim Wort nehmen könnte.

Leider ist auch das nicht der Fall.

Auch die so genannte hundertprozentige Jodversorgung ist nur ein relativer Wert, da er für jeden Menschen individuell, also ganz unterschiedlich, ist und sowohl eine höhere als auch eine geringere als die angegebene Jodmenge bedeuten kann, je nachdem, wie viel der einzelne Mensch eben für seinen persönlichen Bedarf braucht.

Jodbedarf ist individuell

In H. P. T. Ammons Handbuch wird deshalb Folgendes festgehalten: »Patienten mit normaler Schilddrüsenfunktion sollten Jod ebenfalls nur mit Vorsicht verwenden. Kürzlich wurden weitere Fälle von Thyreotoxikose nach jodhaltigen Präparaten bei Patienten mit normaler Schilddrüsenfunktion beschrieben, die mit anorganischen oder organischen Jodverbindungen behandelt worden waren.« (a.a.O., S. 894)

Jodunverträglichkeiten sind vielseitig, weil Jod auf alle

Körperfunktionen einwirkt: auf das zentrale und periphere Nervensystem (mit Symptomen wie Unruhe, Nervosität, Schlaflosigkeit, psychische Probleme, Schwindel, Nervenentzündung), Schleimhäute (Jodakne, Ausschläge, Haarausfall), den Magen-Darm-Trakt (Übelkeit, Erbrechen, Durchfall, Entzündung der Mund- und Magenschleimhaut, Schmerzen der Speicheldrüse), die Atemwege (Asthma, Bronchitis, Schnupfen, Tuberkulose, Kehlkopfschwellung, Stimmbandlähmung), die Blutgefäße und Blutbildung (Thrombopenie = verminderte Zahl der Thrombozyten; Leukozytose = Vermehrung der Leukozytenzahl im Blut; Erythrozytenagglutination = Verklumpung der Blutplättchen), den Stoffwechsel (Impotenz, Schilddrüsenvergrößerung, Myxödem, Hypothyreose, Hyperthyreose, Thyreoiditis, Thyreotoxikose, Fieber).

Vielseitige Jodunverträglichkeiten

Jeder, der die Wirkungsweise von Jod kennt, weiß daher, dass sich hinter sehr vielen verschiedenen Symptomen immer auch eine Jodunverträglichkeit verbergen kann, auch wenn keine Schilddrüsenerkrankung vorliegt. Dies gilt besonders heutzutage, da ja niemand mehr dem Jod ausweichen kann, das deklariert oder undeklariert in fast allen Lebensmitteln enthalten ist.

Wussten Sie, dass in Deutschland schon einmal zwangsjodiert wurde?
Die erste Phase gab es just in der Zeit des Nationalsozialismus, in der heimlich zwangsjodiert wurde, obwohl das Reichsministerium des Innern 1938 nachdrücklich vor jodhaltigen Arzneimitteln und jodierten Lebensmitteln gewarnt hat: »Warnung des RMdI. vom 17.XI.1938 vor dem wahllosen Gebrauch jodhaltiger

Erste Zwangsjodierung im 3. Reich

21

Arzneimittel oder mit Jod angereicherter Lebensmittel (RMinBl. f. inn. – Verw. Nr. 48/38).

(1) Aufgrund der VO. des Reichspräsidenten zum Schutze der Volksgesundheit v. 22.IV.1933 (RGBl.I S. 215) warne ich vor dem wahllosen Gebrauch jodhaltiger Arzneimittel und mit Jod angereicherter Lebensmittel.

(2) Jod und seine Verbindungen können bei jodempfindlichen Menschen selbst in kleinsten Mengen zu einer mehr oder weniger ernsten, selbst lebensbedrohlichen Störung der Schilddrüsentätigkeit und damit des Stoffwechsels und der Herztätigkeit (Jod-Basedow) führen.

(3) Jod und Jodverbindungen sind in vielen Arzneimitteln enthalten, die gegen Arteriosklerose und Altersbeschwerden angepriesen werden, z. B. Jodbonbons, manche Badezusätze und Schönheitsmittel, viele Erzeugnisse zur Vorbeugung gegen Schnupfen und Erkältung, sowie mit Jod angereicherte Lebensmittel, z. B. jodhaltiges Speisesalz ...« (in: Der Öffentliche Gesundheitsdienst 4, 1938/39, S. 959).

Der mit Abstand prominenteste Jodkranke der ersten Jodierungs-Phase dürfte Adolf Hitler sein, der von seinem Leibarzt Dr. Morell, der speziell über Jod publiziert hatte, regelmäßig mit Jodpräparaten (u. a. wurde Septojod intravenös injiziert) behandelt wurde (ausführliche Krankengeschichte s. Fallbeispiel S. 123ff. im Kap. »Jodvergiftung«), und zwar zur Abwehr von Infektionen und zur Behandlung von Arteriosklerose. Dazu kommt der immens hohe Verbrauch von zwei Packungen Jodsalz (Endokrines Jodsalz) monatlich nur allein für Hitlers spezielle Diät.

Denn nachdem die Jodbehandlung eingesetzt hatte,

begannen bei ihm – organisch nicht zu erklärende – Magen-Darm-Probleme, die mit jodierten Diätspeisen behandelt wurden.

Da bei einer Vergiftung die Vergiftungserscheinungen nicht aufhören, wenn man das Gift weiter verabreicht, kann man sich leicht vorstellen, dass die – ja durch Jod ausgelösten – Beschwerden durch die Fortsetzung der Jodbehandlung natürlich schlimmer wurden, was sie auch taten, und aus einem vor Gesundheit strotzenden Hitler ein körperliches und seelisches Wrack machten.

Die zweite Phase der Zwangsjodierung beginnt in unserer Demokratie in der Zeit kurz vor Helmut Kohls Amtsübernahme als Kanzler, als 1981, von den meisten Bürgern unbemerkt, der Aufdruck »nur bei ärztlich festgestelltem Jodmangel« auf Jodsalzpackungen gestrichen wurde. Aber ab 1995 beginnen die Jodierungsmaßnahmen so richtig zu greifen.

Zweite Phase der Zwangs-jodierung

Und mittlerweile haben Jodgeschädigte nach diesen gegenwärtigen Entwicklungen kaum noch die Aussicht auf sachgerechte Behandlung und Heilung, es sei denn, sie finden mutige Mediziner, Homöopathen und Heilpraktiker, die sich dem hippokratischen Eid noch verpflichtet fühlen.

Die immer dringender und schwieriger werdende Suche nach Informationen über Jodschäden will dieses alphabetische Symptom-Lexikon unterstützen. Es will mithelfen, die zum Teil neu entstandenen Wissenslücken über Jod zu schließen. Außerdem möchte es Leser und Ratsuchende anregen, in der angegebenen Fachliteratur nachzuschlagen, um sich über die hier nur knapp erwähnten Symptom-Beschreibungen ausführlicher zu informieren.

Informationen über Jodschäden

Außerdem werden Fallbeispiele zu den unterschiedlichen Jodkrankheiten gegeben.

Noch ein kurzes Wort zur Benutzung: Pfeile im Inhaltsverzeichnis weisen darauf hin, dass Informationen bei einem anderen oder *auch* bei einem anderen Stichwort (z. B. Atemnot, s. a. → Atemwegserkrankungen) zu finden sind. Pfeile vor einem Wort im Text weisen darauf hin, dass es als Stichwort ein eigenes Kapitel erhalten hat.

Ich hoffe, dass dieses Buch vielen Lesern Rat und Hilfe bietet.

Dagmar Braunschweig-Pauli
Imo, 1. März 2003

Lexikon der Jodkrankheiten

ADHS

s.a. → Hyperaktivität

Unruhige Kinder hat es immer gegeben. Auch extrem unruhige Kinder, sodass Heinrich Hoffmann mit dem »Zappelphilipp« in seinem »Struwwelpeter« geradezu den Prototyp eines überaktiven Kindes geschaffen hat.

Heinrich Hoffmanns Zappelphilipp als Prototyp eines überaktiven Kindes

In den letzten zehn Jahren ist aber aus dieser relativ selten auftretenden Verhaltensstörung bei Kindern eine immer mehr um sich greifende Erscheinung geworden. Und nicht zuletzt wegen des umstrittenen Medikamentes »Ritalin«, das diesen verhaltensauffälligen Kindern meist verordnet wird, kommt diese inzwischen fast epidemisch auftretende Kinderkrankheit immer mehr in den Blick der Öffentlichkeit.

Der medizinische Fachbegriff für das volkstümlich »Zappelphilipp-Syndrom« genannte Phänomen heißt »ADHS«.

ADHS ist die Abkürzung für Aufmerksamkeits-Defizit-Hyperaktivitäts-Störung, auch kurz Hyperaktivität genannt und bezeichnet eine Verhaltensstörung, die mit motorischer Unruhe, Impulsivität, Ablenkbarkeit, Aggressivität, Zerstörungswut, Konzentrationsstörungen u. a. einhergeht.

Sie beginnt meist im Kleinkindalter von drei oder vier Jahren. Die betroffenen Kinder sind in ihrem Verhalten extrem auffällig. In der Schule werden diese Kinder schnell zu unerträglichen Störenfrieden – »Zappelphilippe« genannt –, von den Mitschülern gemieden, von den Lehrern für ihr Fehlverhalten bestraft.

Die Störung ist nicht selten, und die Zahl der Betroffenen steigt. Laut »gesund-t-online.de« vom 4.11.2002 nehmen die kindlichen Entwicklungsstörungen zu. »Immer mehr Jungen und Mädchen in Deutschland sind verhaltensgestört. Jedes fünfte Kind leidet unter Störungen von Sprache, Verhalten, Bewegung oder Konzentration. Im Jahr 1970 war dies nur bei jedem 30. Kind der Fall. Allein in den vergangenen zehn Jahren hat sich die Zahl der hyperaktiven Kinder, die Ritalin verordnet bekommen, verzehnfacht, warnte der Vorsitzende des Forums Jugendmedizin, Edgar Friedrichs.«

Zahl der hyperaktiven Kinder verzehnfacht

Die Folgen sind nicht nur schlechte Zensuren in der Schule, diese Kinder sind besonders gefährdet, drogensüchtig oder straffällig zu werden.

Die Gesundheitskosten sind bei hyperaktiven Kindern vier Mal höher als bei gesunden Kindern, und die sozialen Folgekosten kann man sich ausrechnen, wenn man die amerikanischen Erfahrungen zum Maßstab nimmt. In den USA kostet ein unauffälliges Kind ca. 300 Euro, ein auffälliges 8800 Euro nach Aussage von Edgar Friedrichs.

Medizinisch ist die Behandlungspraxis, bei Hyperaktivität Ritalin zu verschreiben – weltweit schlucken rund zehn Millionen Kinder den in diesem Medikament befindlichen Wirkstoff Methylphenidat – sehr umstritten.

Der Göttinger Neurobiologe Gerald Hüther warnte in

seinem Spiegel-Interview (»Funkstille im Frontalhirn«, in: »Spiegel«, November 2002, S. 220–222) vor möglichen Langzeitschäden durch das Medikament Ritalin: »Ich sorge mich vor allem um langfristige Folgen. Rattenversuche zeigen, dass Methylphenidat, die Hauptsubstanz im Ritalin, in jungen Gehirnen anders als in alten wirkt. Wenn die Tiere vor der Geschlechtsreife Ritalin erhalten, entwickelt sich ihr Gehirn nicht optimal: Die Dopamin produzierenden Zellen verzweigen sich deutlich weniger ...« Niemand wisse, welche Folgen Ritalin langfristig habe – die meisten Patienten seien heute erst 20 Jahre alt. »Tatsache ist, dass der Baum der Fortsätze von Dopamin produzierenden Zellen im Gehirn mit dem Alter ohnehin ausdünnt. Wird er in den bewegungssteuernden Regionen zu dünn, führt das zu Parkinson. Falls Ritalin das optimale Wachstum dieses Nervenbaums verhindert – wie die Ergebnisse der Rattenversuche nahe legen –, kommt es unter Umständen nicht erst bei einem 70-jährigen, sondern schon bei einem 40-jährigen ehemaligen Ritalin-Patienten zu Problemen. Ich muss daher befürchten, dass wir demnächst immer jüngere Parkinson-Kranke bekommen.«

Mögliche Langzeitschäden durch Ritalin

Aufgrund dieser hochbrisanten Ergebnisse kommt denjenigen Untersuchungen, die einen Zusammenhang zwischen dieser speziellen Form der Hyperaktivität und einer allgemeinen thyreoidalen Hormonresistenz festgestellt haben, große und internationale Bedeutung zu: amerikanische Forscher haben bewiesen, »dass zwischen der genetisch genau definierten Symptomatik der allgemeinen Schilddrüsenhormonresistenz und der diagnostischen Entität der Konzentrationsstörung mit Hyperaktivität eine Verknüpfung besteht.« (S. »Die Schilddrüse«, S. 311.)

Schilddrüsenhormonresistenz

Das bedeutet, dass alle auf die Hormontätigkeit der Schilddrüse wirkenden Stoffe, wie es das Jod ist, auch die Hyperaktivität begünstigen oder sogar auslösen können.

Erfahrungsberichte von Überfunktionspatienten mit hyperaktiven Kindern, die ihre Ernährung auf unjodierte Lebensmittel umstellten, ergaben, dass sich nicht nur der Gesundheitszustand der Erwachsenen verbesserte, sondern dass auch die Kinder ruhiger wurden und sich ihre Hyperaktivität schließlich ganz legte.

Jod-Überschuss bei hyperaktiven Kindern

Eine Beobachtung hierzu:

(Ein Diskussionsbeitrag im »Diskussionsforum Jod« auf der kritischen Webseite www.jod-kritik.de vom 29. Mai 2002)

»Hallo,

habe einen jodkritischen Artikel in der Zeitschrift ›Naturheilverfahren und Lebensthemen‹ gefunden. Zitiert wird neben Frau Pauli, Dr. Bruker und Prof. Hengstmann auch ein Institut für Audio-, Psycho- und Phonologie in Dietzenbach (s. Adressen im Anhang) das besonders mit ADS-Kindern arbeitet.

Die Leiterin Monika Warner: ›Wir stellen nun Folgendes fest: ADS-Kinder weisen häufig einen Mangel an Wasser, Mineralien, Spurenelementen, Neutrotransmittern auf – gleichzeitig finden wir aber auch einen Überschuss an Schwermetallen, Pilzen, Lebensmittelzusatzstoffen, Umweltgiften. Auffallend häufig finden wir in diesem Zusammenhang vor allem eine Substanz: Jod‹ ... Bei der Mehrzahl der ADS-Kinder sei entweder ein Überschuss oder eine Blockade von Jod von ihr festge-

> stellt worden. Sie hätte aber, außer Jodsalz, keine
> Erklärung dafür.«

Auch ich halte es für durchaus vorstellbar, dass das Jod, das unsere Kinder außer in Form von Jodsalz aufgrund des jodierten Viehfutters mit allen Fleisch- und Milchprodukten sowie Eiern im Übermaß zu sich nehmen, der auslösende Faktor für diese Verhaltensauffälligkeiten ist.

Literatur:
Ciaranello, R. A. et al.: »Konzentrationsstörung mit Hyperaktivität – charakteristische Symptome einer allgemeinen thyreoidalen Hormonresistenz«, in: »Die Schilddrüse«, Merck 1995, S. 310f.
»Pschyrembel. Klinisches Wörterbuch«, 259. Auflage, Berlin 2002, S. 154f.

Aggression

Wir haben uns fast schon daran gewöhnt, dass in alle Lebensbereiche neben Nervosität, Hektik und Ungeduld auch zunehmend Aggression und Gewalt Eingang gefunden hat.

Aggression und Gewalt nehmen zu

Im Straßenverkehr wird gedrängelt und zum schneller Fahren genötigt, im Berufsleben wird gemobbt, Schüler und Familienangehörige schlagen sich, und Zerstörungswut, die immense Aggression erkennen lässt, hinterlässt in öffentlichen Verkehrsmitteln, in Städten, Wald und Flur ihre alarmierenden Spuren.

Bei der Suche nach den Ursachen hat man bisher merkwürdigerweise noch nie in Betracht gezogen, dass neben den diskutierten Ursachen wie soziales Umfeld, Familiensituation etc. sich auch unsere normale Ernährung durch den Zusatz von Jod drastisch geändert hat. Jod hat aber Wirkungen und Nebenwirkungen, u. a. auf das zentrale Nervensystem und auf die Psyche.

Nebenwirkungen der Zwangsjodierung

Man darf deshalb die durch Jod ausgelösten Wirkungen nicht übersehen, wenn man die Quelle der Gewalt- und Aggressionswelle erkunden will, und man muss diese Nebenwirkungen der Zwangsjodierung in die wissenschaftlichen Untersuchungen mit einbeziehen, wenn man an einem wissenschaftlich haltbaren Ergebnis interessiert ist.

Bei einer Überfunktion der Schilddrüse, also Hyperthyreose, Morbus Basedow oder bei vorhandenen so genannten »heißen Knoten« (autonome Adenome) führt eine zusätzliche oder überhöhte Jodaufnahme zur vermehrten Produktion von Schilddrüsenhormonen, die die Nervenzellen und damit den ganzen Körper regelrecht aufputschen.

Es kommt zu hektischer Nervosität, Unkonzentriertheit, Schlaflosigkeit und unkontrollierbarer Reizbarkeit, die je nach den individuellen oder umweltbedingten Voraussetzungen des Patienten und der zugeführten Jodmenge in offene Aggression übergehen kann.

K. Stauffer führt dieses hormonell ausgelöste Gewaltpotenzial unter seinen Leitsymptomen, die das Nervensystem betreffen, so an: »Gewalttätig, überreizt, wie im Wahne, plötzliche Impulse.«

Leeser bezeichnet die psychische Verfassung des, wie er ihn nennt, »Jod-Patienten« als »heftig irritiert. Besonders sticht eine außergewöhnlich gesteigerte Betriebsamkeit und Aktivität hervor ... der Patient hat die Kontrolle über seinen Arbeitseifer verloren ... Das Arbeitstempo ist gehetzt, alles kann nicht schnell genug gehen. Jede Arbeit sollte schon fertig sein, ehe sie recht begonnen hat. Bei dieser Hast versteht man, dass der Jod-Patient bei jedem Widerspruch, der sich ihm entgegenstellt, sehr ungeduldig wird. Er braust auf und gerät in Zornesausbrüche.

Aus nichtigem Anlass geht er zu Tätlichkeiten über. In seinem Ungestüm kann der Jod-Patient eine Gewalttat oder einen Mord begehen und weiß nachher kaum mehr, warum. Dieser wilde Zerstörungsdrang kann sich auch gegen sich selbst richten, sodass er sich zum Fenster hinausstürzen oder sonst Hand an sich legen will. Diese Art des Suizids entspricht besonders der explosiven Natur des Jod-Patienten.«

Selbstmord

In der neueren schulmedizinischen Schilddrüsen-Literatur beschreibt Peter Pfannenstiel am klarsten, in welcher Weise Aggressionen bei Überfunktionspatienten die Folge einer Überjodierung oder überhaupt einer zusätzlichen Jodzufuhr sein können, und bestätigt damit die langjährigen Beobachtungen der Homöopathen:

»Unter der bedarfswidrigen Berieselung mit Schilddrüsenhormonen [ausgelöst durch zusätzliches Jod, Anm. d. Autorin] fühlen sich die Nervenzellen und mit ihnen der ganze Körper aufgeputscht: In der Peripherie beantworten die Nerven den Stoffwechselstörfall mit Missempfindungen und Gefühlseinbußen. Motorische Unrast kommt auf: die Muskeln beginnen ein längeres Zitterspiel. Gelegentlich landen Hyperthyreose-Kranke deswegen zunächst beim Nervenarzt.

*Jod putscht
Nervensystem auf*

Zentral teilt sich die überzogene Stoffwechselaktivität der Nervenzellen dem Körper als Nervosität und innere Anspannung mit: sie gehören zu den häufigsten Symptomen – körperliche und psychische Vorgänge gehen ineinander über. Die Patienten fühlen sich getrieben, und nicht wenige von ihnen vibrieren vor körperlicher Erregung. Ihre äußere Ruhelosigkeit beruht auf innerer Unruhe. Diese macht die Kranken schreckhaft und zugleich gereizt und reizbar: Sie ärgern sich über Nichtigkeiten, geraten leicht in Streit, steigern sich extremfalls in die offene Aggression – und die Tränen sitzen bisweilen locker.«

Erhöhte Aggressionsbereitschaft

Es gibt außerdem Beobachtungen von Schilddrüsengesunden, die in ähnlicher Weise auf Jodzusätze mit erhöhter Aggressionsbereitschaft reagieren, ohne dass eine der oben erwähnten Schilddrüsenerkrankungen vorliegt. Hört bei ihnen die zusätzliche Jodzufuhr auf, legen sich auch die Aggressionen.

Ein Fall zur Diskussion:

Edda W., Januar 2003
»Als sich bei mir eine Schilddrüsenüberfunktion manifestierte, war ich gerade auf einer Dienstreise. Ich hatte in der Kantine zu Mittag gegessen: Brokkoli-Cremesuppe, Fisch mit Käsesahnesoße, Reis und Spinat und zum Nachtisch Fruchtquark. Zehn Minuten später saß ich wieder am Schreibtisch, mein Herz raste, meine Hände zitterten, der Schweiß brach mir aus.
Was war in dem Essen gewesen, das meinen Körper so durcheinander brachte?
Abends saß ich im Hotelzimmer, jede größere Ader im Körper klopfte, die Nervenfasern schwirrten wie eine Hochspannungsleitung bei feuchtem Wetter. Ich wollte nur noch aus meinem Körper raus. Am liebsten würde ich jetzt Anlauf nehmen und aus dem Fenster springen … Ich wurde von Stunde zu Stunde aggressiver. Hätte ich eine

> Waffe in die Hand bekommen, ich hätte auf die
> Straße gehen und Amok laufen können ...«

Meiner Meinung nach sollten die immer häufiger auftretenden Fälle von blutigen Familientragödien, für die es offenbar keine erkennbaren Gründe gibt, sowie die steigende Zahl von plötzlichen Gewaltausbrüchen und Amokläufen – im Zeitalter des inzwischen global diagnostizierten Jodmangels, der durch ebenso globale Jodierung der Lebensmittel behoben werden soll – *zusätzlich* zu allen anderen Untersuchungen auch unter dem Aspekt der *eventuellen jodinduzierten Aggression* untersucht werden.

Familientragödien und Gewaltausbrüche

Literatur:

Leeser, Otto: »Leesers Lehrbuch der Homöopathie«, Ulm 1961, S. 221f.
Pfannenstiel, Peter/Schwarz, Werner: »Nichts Gutes im Schilde«, Stuttgart 1994, S. 138.
Stauffer, Karl: »Klinische homöopathische Arzneimittellehre«, Regensburg 1926, S. 359.

Akne – Jodakne

Akne gehört mittlerweile zu den häufigsten Hauterkrankungen in Deutschland. Weil sie sehr oft auch im Gesicht auftritt, stört sie empfindlich das persönliche Wohlbefinden, denn Attraktivität und Schönheit werden immer auch mit einer zarten, reinen Haut verbunden. In allen Lebensaltern wird Akne deshalb als elementare Beeinträchtigung der Lebensqualität empfunden, die im Extremfall sogar zu Benachteiligungen und

Die häufigste Hauterkrankung

Isolation der Betroffenen in Schule, Berufs- und Privatleben führen kann.

In der Medizin sind als Verursacher von Akne bekannt: 1. die Umstellung des Hormonhaushaltes in der Pubertät, 2. Jod und 3. Bromverbindungen und andere Medikamente wie Schlaf- und Beruhigungsmittel und Psychopharmaka.

Akne durch Jod

Die durch Jod ausgelöste Akne kann in zwei Gruppen unterteilt werden:

1. in diejenige Akne, bei der es zu entzündlichen Hautausschlägen, Pickeln, Abszessen, Hautrötungen und bläschenartigem Nesselfieber kommt. Sie wird als a) Acne venenata, b) Jodausschlag und c) Iododerma tuberosum bezeichnet; und

Dermatitis herpetiformis Duhring

2. in diejenige Akne, die als die Autoimmunerkrankung Dermatitis herpetiformis Duhring bekannt ist und meist als symmetrischer, herpesartiger, stark juckender Bläschenausschlag auftritt.

Die Akne ist die häufigste Hauterscheinung bei innerlicher und äußerlicher Jodaufnahme und kann in der oben beschriebenen Weise in Form von Pickeln, Bläschen und Furunkeln auftreten.

Sie entsteht langsam, macht sich frühzeitig durch schmerzhafte rote, anschwellende Hautstellen bemerkbar und hinterlässt nach einem verzögerten Abheilungsprozess tiefe, gezackte Narben, deren Rötungen lange sichtbar bleiben.

Obwohl die Jodierung der Lebensmittel seit über 20 Jahren in Deutschland flächendeckend praktiziert wird, ist es in der dermatologischen Praxis noch nicht Usus geworden, Jod als möglichen Verursacher von Akne bzw. herpesähnlichen Hautbläschen in Betracht zu ziehen.

Selbst Experten des Berufsverbandes der Deutschen Dermatologen informierten bei einer Telefonaktion »Wie kann eine Akne behandelt werden?« im Bremer »Weser-Kurier« noch am 12. April 2000 nicht über den möglichen Akne-Auslöser Jod in der Nahrung, und das, obwohl außer in der medizinischen Fachliteratur der Ernährungswissenschaftler H. Kasper in seinem Standardwerk »Ernährungsmedizin und Diätetik« von 1996 feststellt: »Es gibt Hinweise darauf, dass die Hauterscheinungen unter oraler Jodzufuhr exazerbieren [sich verschlimmern], sodass möglicherweise auch dem Meiden besonders jodreicher Lebensmittel und von jodiertem Speisesalz eine gewisse Bedeutung zukommt.«

Jodzufuhr verschlimmert Akne

Bei Ammon wird berichtet, dass in 240 Aknefällen 92 Patienten über mehrere Jahre Jodsalz benutzt hatten: »Bei allen begann eine rasche Besserung, nachdem die Zufuhr des jodhaltigen Salzes gestoppt wurde.« (S. 900)

In »Bittere Pillen« werden jod- und bromhaltige Medikamente als Akne-Auslöser genannt: »Schließlich kann Akne (besser gesagt: akneähnliche Hautveränderungen) auch durch Medikamente hervorgerufen werden. Typisch für medikamentös bedingte Akne sind plötzlicher Beginn, ausgedehnter Befall ungewohnter Stellen (auch am Rumpf und an Armen und Beinen) sowie das Vorkommen auch außerhalb der Pubertät. Zu den Verursachern zählen Jod-Bromverbindungen. Es handelt sich meist um Schlaf- oder Beruhigungsmittel. Andere Mittel aus dem Kreis der Psychopharmaka können ebenfalls Akne auslösen, so z. B. Barbiturate, Lithium-Verbindungen und Antiepileptika.« (S. 357)

Die gegenwärtige Jodprophylaxe hat zu einer Ignoranz gegenüber dem möglichen Akneauslöser Jod geführt, was für Jugendliche, die generell als eine der Zielgruppen der Jodprophylaxe gelten und deshalb oft noch zusätzlich mit Jod (in Form von Jodtabletten) medikamentiert werden, fatale Folgen hat. Tritt nämlich infolge einer Überjodierung eine durch Jod ausgelöste Akne auf, wird meistens die pubertäre Akne diagnostiziert und auch behandelt, was dann allerdings zu keinem Erfolg führt.

Fehldiagnose: Herpes

Ebenfalls problematisch ist die herpesartige Dermatitis herpetiformis Duhring, die auch meistens nur als Herpes diagnostiziert wird und mit den dann üblicherweise verordneten Virusstatika nicht erfolgreich behandelt werden kann.

Oft sind es die Patienten selber, die nach langem Leidensweg und erfolgloser Behandlung ihre Jodunverträglichkeit herausfinden, und sie danach durch klinische Tests diagnostizieren lassen.

Ein Fallbeispiel:

»14.9.1998
... als ich 14 war, verschrieb mir mein Hausarzt ein Jodmedikament, weil er meinte, ich hätte ein Schilddrüsenproblem. Kurz darauf bekam ich heftige Akne.
Mein Arzt klärte mich nicht über Jodakne auf, sondern schob es auf mein Alter. Ich selber wäre nie auf die Idee gekommen, dass es am Jod liegen könnte, schließlich propagandierten die Medien geschlossen die allgemeine Jodzufuhr und das Medikament enthielt nicht einmal einen Beipackzettel mit Nebenwirkungen.

Mein ganzer Körper vereiterte, in der Schule wurde ich angespuckt und bekam Drohbriefe, und ich wurde depressiv.

»Mein ganzer Körper vereiterte«

Erst nach fünf Jahren geriet ich an einen Arzt, der mich über Jod aufklärte.

Es geht mir heute fast gut (ganz kann man die Jodzufuhr durch Lebensmittel ja nicht stoppen), aber mein Gesicht bleibt für immer durch Narben entstellt.

Durch Narben entstellt

Am meisten ärgert es mich, dass jemand mein Leben so sehr ruinieren durfte, ohne Konsequenzen zu fürchten.

An meine Krankenakte bin ich nie gekommen.

Die ›ging verloren‹.

Mein Hausarzt ist jetzt tot.

Die Firma, die das Jodmedikament herstellte und ohne Beipackzettel verkaufte, gibt es nicht mehr und die Tabletten wurden durch ein Nachfolgemedikament ersetzt.

Meine Mutter hat im Fernsehen gehört, dass Sie sich mit Jodopfern beschäftigen.

Kann ich gar nichts tun?

Ich würde mich freuen, wenn Sie mir helfen könnten.

Vielleicht haben Sie auch Infos zum Thema Lebensmittel …«

In: D. Braunschweig-Pauli: »Jod-Krank. Der Jahrhundertirrtum«, 1. Auflage, Andechs 2000, S. 166f.

Literatur:

Ammon, Hermann P. T. (Hrsg.): »Arzneimittelneben- und -wechselwirkungen. Ein Handbuch für Ärzte und Apotheker«, Stuttgart 1991, S. 624, S. 855, S. 892ff.

Barmer Ersatzkasse, »Mitgliederzeitschrift«, Nr. 4, 2000, S. 20.

Braunschweig-Pauli, Dagmar: »Jod-Krank. Der Jahrhundertirrtum«, 1. Auflage Andechs 2000, 2. aktualisierte Neuauflage Verlag Braunschweig-Pauli, Trier 2007, S. 185ff.

Hehrmann, Rainer: »Schilddrüsenerkrankungen«, 2. Auflage, Stuttgart 1995, S. 71.

Kasper, Heinrich: »Ernährungsmedizin und Diätetik«, München, 8. neu bearb. Auflage 1996, S. 387.

Langbein, Kurt/Martin, Hans-Peter/Weiss, Hans: »Bittere Pillen«, Köln 1999–2001, S. 357.

Leeser, Otto: »Lehrbuch der Homöopathie«, Ulm 1961, S. 220.

Merk, H. F.: »Jodallergien bzw. jodinduzierte Hautveränderungen im Zusammenhang mit jodiertem Salz?« In: Großklaus, Rolf/Somogyi, Arpad (Hrsg.): »Notwendigkeit der Jodsalzprophylaxe«, München 1994, bga Schriften 3/94, S. 6, S. 55.

Mindell, Earl: »Die Vitaminbibel für das 21. Jahrhundert«, Heyne Ratgeber 1999, S. 311.

Pfannenstiel, Peter/Schwarz, Werner: »Nichts Gutes im Schilde«, Stuttgart 1994, S. 116.

»Pschyrembel. Klinisches Wörterbuch«, 259. Auflage, Berlin 2002, S. 811.

Shomon, Mary J.: »Die gesunde Schilddrüse«, München 2002, S. 376.

Reuter, Peter: »Springer Wörterbuch Medizin«, Berlin, Heidelberg, New York, 2001, S. 437.

Stauffer, Karl: »Klinische homöopathische Arzneimittellehre«, Regensburg 1926, S. 358.

Stiftung Warentest: »Handbuch Medikamente«, 4. neu bearb. und erweiterte Auflage 2001, S. 375ff.

Allergie – Jodallergie

Die Vorgabe der Gesundheitsbehörden, Jod grundsätzlich und ausschließlich als gesundheitsfördernd anzusehen und damit gleichzeitig die gesundheitsschädlichen Jodwirkungen zu ignorieren, hat dazu geführt, dass die immer häufigeren Jodkrankheiten einfach nicht diagnostiziert werden und folglich auch nicht in Krankenberichten erscheinen.

Stattdessen werden Jodkrankheiten – möglicherweise ahnungslos – uminterpretiert, indem Diagnosen gestellt werden, die sich bald als Irrtum herausstellen.

Fatal ist das bei allergischen Reaktionen, wenn durch Jod ein tödlich verlaufender anaphylaktischer Schock ausgelöst wird.

Tödlicher Schock durch Jod

Das Dilemma, Jod nicht als mögliche Todesursache in Betracht ziehen zu dürfen, gleichzeitig aber keine anderen Ursachen – wie z. B. Bakterien – für den Tod nach einer Nahrungsaufnahme feststellen zu können, kann dann ja wohl nur durch Schweigen gelöst werden.

Die Toxizität des Jodes führt dazu, dass alle jodhaltigen Verbindungen häufig allergische und pseudo-allergische Reaktionen auslösen.

Eine allergische Reaktion auf Jod ist unabhängig von einer Schilddrüsenerkrankung, d. h. sie tritt auch auf, ohne dass eine Erkrankung der Schilddrüse vorliegt.

Die Jodallergie zeigt sich sofort. Nach Coombs und Gell, die vier Allergie-Typen (immunologische Überempfindlichkeitsreaktionen) unterscheiden, ist die Jodallergie dem Typ I, dem Soforttyp bzw. Frühtyp (humorale Allergie) zuzuordnen, weil sie in Sekunden bis wenigen Minuten (höchstens 30 Minuten) nach der inneren oder äußeren Jodaufnahme eintritt.

Betroffen sind Nerven, Herz, Gefäße und Blut.

Schon nach kleinen Mengen Jod zeigt sie sich in Form von Jucken, Urtikaria (ringförmiger, blasiger, großflächiger Quaddelausschlag), Haut- und Schleimhautödem, Brennen der Augen, Konjunktivitis (Bindehautentzündung), Niesen, Schnupfen, Husten, Jodasthma, Dyspnoe (Atemnot), Blutdruckabfall und Exitus (Tod) durch Herz-Kreislauf-Versagen oder Lungenödem.

Akute Lebensgefahr schon nach kleinen Jodmengen

Kaliumjodid und Natriumjodid können eine akute Lebensgefahr durch ein allergisch bedingtes Angio-Ödem (schmerzhafte Haut- bzw. Schleimhautschwellung) und Larynx-Ödem (Kehlkopfschwellung) auslösen. Im »Handbuch Medikamente« der Stiftung Warentest wird darauf verwiesen, dass das Anschwellen von Haut und Schleimhäuten, vor allem in den Atemwegen (z. B. des Kehlkopfes = Larynx-Ödem), lebensbedrohend sein kann und sofort der Notarzt gerufen werden muss. Weitere allergische Reaktionen sind Jodfieber, das sehr hoch ist, Hautausschläge, Ödeme im Gesicht sowie serumkrankheitsähnliche Symptome (vgl. Ammon, S. 895).

Infolge eines heftigen Allergieausbruches kann es zu einem so genannten anaphylaktischen Schock kommen. Hierbei erfolgt aufgrund der allergischen Reaktionen im Blut, die zu einer Verklumpung der Blutplättchen (Erythrozytenagglutination) führen, eine massive Embolisation (Gefäßverschluss durch einen Blutpfropfen) mit meist tödlichem Ausgang (Todesrate 98%).

Die Diagnose des anaphylaktischen Schocks ist schwierig.

Für Jodallergiker ist allerdings schon die normale medizinische Praxis ein Problem, in der überhaupt die

Möglichkeit, eine Jodallergie zu haben, häufig abgestritten wird.

Allergologen verweigern oft Jodallergikern den ihnen zustehenden Allergie-Test sowie den Allergie-Pass mit dem unzutreffenden Hinweis, es gäbe keine Jodallergie.

Allergologen verweigern oft Allergie-Pass

Ein Radiologe erklärte das so: »Wir haben Anweisung, Patienten, die kein Jod vertragen, nicht mehr vor Jod zu warnen.«

Damit sind Jodallergiker einem möglichen anaphylaktischen Schock wehrlos ausgeliefert.

Die Deutsche SHG der Jodallergiker empfiehlt deshalb allen Betroffenen, sich eines juristischen Beistandes zu versichern, ehe sie sich einer umfangreicheren medizinischen Behandlung unterziehen.

SHG empfiehlt juristischen Beistand

Das sollten Sie wissen:

Jeder Allergiker hat Anspruch auf einen *Allergie-Pass*. Allerdings ist es möglich, dass ein Allergie-Test nicht den Nachweis für eine Jodallergie erbringt, obwohl Sie eine Jodallergie haben (s. Fallbeispiel Peter D., S. 46), oder dass Sie so allergisch reagieren, dass ein Allergie-Test zu gefährlich wäre (wie es bei mir – der Autorin – der Fall ist).

Übrigens: Einer Jodallergikerin ist bei ihrer Einlieferung in ein Krankenhaus im Saarland der Allergie-Ausweis abgefordert worden. Bei ihrer Entlassung war der Jodpass unauffindbar »verschwunden«.

Damit sich solche Verluste nicht wiederholen, wird allen Besitzern von Jodallergie-Pässen empfohlen, sich die Abgabe des Passes quittieren zu lassen.

Es ist wichtig zu wissen, dass eine Jodallergie nicht erblich ist, sondern erworben wird, entweder durch jodhaltige Medikamente oder durch Jodierung von Lebensmitteln.

Sie betrifft nicht vorrangig Allergiker, die bereits gegen ein Allergen oder mehrere andere Allergene allergisch sind, sondern genauso häufig Menschen, die bis dahin noch keine Allergie hatten.

Meist bleibt es dann auch bei dieser Solo-Allergie gegen Jod, d. h. wer erstmalig allergisch reagiert, und zwar auf Jod, muss nicht grundsätzlich befürchten, dass noch weitere Allergien auf ihn zukommen.

Eine Heilpraktikerin schrieb der Autorin am 4. Juni 2002: »Ich habe viele Patienten mit Jod-Allergie. Die Allergien begannen, nachdem sie vom Arzt Jod verordnet bekamen.«

Völlig unverständlich ist auf diesem Hintergrund die Entscheidung der EU-Kommission vom November 2002, Jod nicht in die Liste der Allergien auslösenden Stoffe aufzunehmen. Die Kommission ignoriert damit alle gesicherten medizinischen Erkenntnisse, dass Jod in Lebensmitteln auch in kleinsten Konzentrationen zu vielfältigen Erkrankungen wie Allergien, Morbus Basedow, Morbus Hashimoto, Hyperthyreose und anaphylaktischem Schock führen kann.

Diese Entscheidung der EU-Kommission, der jede medizinische Verantwortung mangelt, ist aufs Schärfste zu kritisieren, außerdem ignoriert sie auch den im Grundgesetz verbrieften Schutz der Menschenwürde (Art. 1 GG), demzufolge »das Ausgrenzen von Menschen aus den gesellschaftlichen Bezügen« (vgl. Ludwig Achenbach, S. 14/15) nicht tolerabel ist.

Denn durch die künstliche Jodierung der Grundnahrungsmittel, der meisten Halb- und Fertigprodukte, der Verpflegung in Kantinen, Krankenhäusern, Altenheimen, Gaststätten und Restaurants, sind diejenigen Menschen, die kein Jod vertragen, völlig aus der Gemeinschaft ausgeschlossen: Sie können nicht nur im eigenen Lande nichts mehr essen, ohne krank zu werden, sie können auch an Geselligkeiten, die ja immer auch an ein gemeinschaftliches Speisen geknüpft sind, nur noch als Zuschauer teilhaben.

Das verletzt die Menschenwürde gravierend, das ist menschenverachtend.

Verletzung der Menschenwürde

Und wenn die Jodallergie verleugnet wird, sind die dann Betroffenen auch aus der medizinischen Betreuung und Behandlung ausgeschlossen, wenn sie eine jodallergische Reaktion erleiden. Damit machen sich die Mediziner allerdings der unterlassenen Hilfeleistung schuldig.

Unterlassene Hilfeleistung

Deswegen müssen wir von unserer Regierung verlangen, dass sie die EU-Kommission auffordert, diese Entscheidung zu revidieren.

Alle, und besonders Jodallergiker, sollten wissen, dass es *verstecktes Jod* gibt: Aufgrund der Jodierung fast sämtlicher Mineralfuttergemische und Lecksteine in Deutschland – auch im Biobereich – sind Fleisch- und Milchprodukte sowie Eier bereits als Rohprodukte jodiert, ohne dass sie als jodiert deklariert werden.

»Verstecktes« Jod

Fleisch, Geflügel, Eier, Milch, Quark, Joghurt, Sahne aus Deutschland bergen für Jodallergiker deshalb Gefahren.

Die genannte EU-Kommission hat immerhin beschlossen, dass Jod EU-weit in der Zutatenliste deklariert werden muss.

Die einzige Chance der Verbraucher, die dieses zugesetzte Jod nicht essen wollen, ist es demnach, diese als jodiert deklarierten Produkte nicht zu kaufen. Natürlich müssten konsequenterweise auch die über das Viehfutter bisher heimlich jodierten Fleisch- und Milchprodukte sowie Eier als Jod enthaltend deklariert werden.

Achtung: Außer einer Reihe von Medikamenten, die Jod enthalten (Merck/Darmstadt gibt hierzu eine Liste mit jodhaltigen Medikamenten heraus), sind auch *Algen*, z. B. Braunalge, Kelp, Seegras, Meer-Lattich, Seetang, Nori und Sushi zum Teil sehr jodhaltig.
Jodhaltig sind ebenfalls Kalziumpräparate, die aus Muschelkalk hergestellt sind.

Algen

Fallbeispiele

1. Fallbeispiel:
Da medizinische Irrtümer und Fehleinschätzungen leider meist international sind, befinden sich unter den zeitgenössischen Jodkranken natürlich nicht nur Deutsche, denn auch anderswo sitzt man der trügerischen Jodierung auf.
Trauriges Beispiel dafür ist der auch bei Nicht-Fußballfans als ausgesprochener Sympathieträger bekannte brasilianische Fußballstar »Pele«, der mit einer akuten Jodallergie ins Krankenhaus eingeliefert werden musste. Am 12. und 13. Juni 2002 ging es weltweit durch die Sportpresse, dass Brasiliens Fußball-Idol in São Paulo wieder aus dem Krankenhaus entlassen worden war, wo er nach einer allergischen Reaktion auf Jod behandelt worden war. Damit dürfte Pele, der »Sportler des Jahrhunderts«, wohl der berühmteste Jodallergiker

»Pele« ist Jodallergiker

---

der Welt sein. Er hatte allerdings großes Glück,
dass die Ärzte in dem Krankenhaus in São Paulo
die Jodallergie noch nicht aus dem medizinischen
Behandlungskatalog gestrichen hatten.

2. Fallbeispiel:
NRW, … 2002
An die Deutsche Selbsthilfegruppe der
Jodallergiker, Postfach 2967, 54219 Trier
»Sehr geehrte Damen und Herren,
… Seit einigen Jahren habe ich gesundheitliche
Probleme. Anfang 2001 wurde bei mir ein heißer
Knoten an der Schilddrüse entfernt. Bis dahin habe
ich Jodtabletten eingenommen (kalter Knoten).
Nach der Operation sollte ich wieder Jod einneh-
men, was ich nach den ersten paar Tabletten
sofort beenden musste, da ich sie nicht vertrug.
Meine Hausärztin sagt: Jodallergie – keine
Jodtabletten nehmen.
Der Allergologe sagt, es gibt keine Jodallergie …«

*Jodallergiker
schreiben an
die SHG*

3. Fallbeispiel:
Bayern, … 2002
An die Deutsche Selbsthilfegruppe der
Jodallergiker u. anderer Joderkrankungen, Postfach
2967, 54219 Trier
»Sehr geehrte Frau Braunschweig-Pauli,
… Die Jodallergie macht mir sehr zu schaffen. Die
Ernährung hab ich durch eine schwere
Lebererkrankung schon auf ein Minimum reduzie-
ren müssen, aber die jetzt noch hinzukommende
Schilddrüsen-Erkrankung bringt mich körperlich oft
an den Rand der Leistungsfähigkeit.

Der heiße Knoten kann auch therapeutisch nicht angegangen werden, weil die Leberfunktion keine medikamentöse Therapie mehr zulässt.
Und trotzdem geb ich nicht auf …«

4. Fallbeispiel:
NRW, … 2002

Jodallergie wird ignoriert

»Sehr geehrte Frau Pauli, …Ihre Informationen sind mir eine sehr große Hilfe, da die Jodallergie recht unbekannt ist oder auch ignoriert wird …«

5. Fallbeispiel:
»Diskussionsforum Jod« (www.jod-kritik.de), 1. Dezember 2002
»Ich habe auch eine Jod-Allergie. Bei mir sollte vor kurzem ein Jod-Kontrastmittel wegen Funktion von Nieren etc. verabreicht werden.
Mein Urologe lehnte die Untersuchung ab, da zu gefährlich. Vor drei Tagen wurde mein nochmaliger Allergietest auf Jod beendet. Es waren keine typischen Veränderungen auf der Haut und auch durch Betasten vom Facharzt nichts zu bemerken. Als jedoch der Jodfleck, der auf der Haut sichtbar war, mittels Desinfektionsmittel entfernt werden sollte, war die Haut weg!
Schwerste Jod-Allergie wurde sofort bestätigt!«
Peter D.

Literatur:
Achenbach, Ludwig: »Die Genomanalyse des Menschen – ein Weg zum besseren Menschen. Dürfen wir alles tun, was wir können?«, in: »Evangelische Verantwortung« 5/01, S. 14/15.

Ammon, Hermann P. T.: »Arzneimittelneben- und -wechsel-wirkungen. Ein Handbuch für Ärzte und Apotheker«, Stuttgart 1991, S. 894ff.

Braunschweig-Pauli, Dagmar: »Jod-Krank. Der Jahrhundert-irrtum«, 2. Auflage Trier 2007.

Draeger, W. (Hrsg.): »Das Barmer Lexikon«, München 1988.

»EU-Ökonews« 09/02 November 2002.

Giftnotruf Nürnberg: »Toxizität von Jod/Kaliumjodid/Natriumjodid«, 6. August 1998.

Großklaus, Rolf/Somogyi, Arpad (Hrsg.): »Notwendigkeit der Jodsalzprophylaxe«, bga Schriften 3/94, S. 6, S. 55.

Leeser, Otto: »Toxikologie des Jodes« in: »Lehrbuch der Homöopathie«, Ulm 1961, S. 216ff.

Pfannenstiel, Peter/Schwarz, Werner: »Nichts Gutes im Schilde«, Stuttgart 1994, S. 116.

»Pschyrembel. Klinisches Wörterbuch«, 256., 257., 258. und 259. Auflage, Berlin 1990–2002.

Stiftung Warentest: »Handbuch Medikamente«, Berlin 2001, S. 62, S. 375.

Altern, vorzeitiges

Es besteht kein Zweifel: Jod gehört nicht zu den Schönheitsmitteln, ganz im Gegenteil. Wer schon einmal jodkrank war, der weiß, wie erschreckend sich durch zu viel Jod das Äußere zum Negativen, ja sogar bis zum Abschreckenden ändern kann: Die Haut wird von Pickeln und Furunkeln zerstört, die Haare, der natürliche Schmuck des Menschen, werden stumpf und gehen aus, die jugendliche Haltung wird bald durch die oft begleitende Osteoporose greisenhaft, Kopf und Hände und Beine zittern, der hervorquellen-de Basedow-Blick, mit durch die Entzündung der

Jod ist wirklich kein Schönheits-mittel

Augenmuskulatur starrenden und durch die Bindehautentzündung geröteten Augen, ist gequält und hilflos.

Ödeme im Gesicht, leider vor allem im Augenbereich, entstellen ungemein, ebenso die durch die eingeschränkte Nierenfunktion ausgelösten Tränensäcke.

Hinzu kommt das durch Jod geförderte Kropfwachstum, das einen dicken Hals macht.

Unterfunktion durch Jod macht dick

Löst Jod eine Unterfunktion der Schilddrüse aus, wird auch die Figur dick und unförmig, und man braucht nur einmal in irgendeiner Fußgängerzone in Deutschland einige Minuten lang die vorbeihastenden Menschen zu beobachten, um mit Entsetzen alle diese eben beschriebenen Jodmerkmale an ihnen zu erkennen.

Dicke Menschen jeden Alters, denen ich unbedingt glaube – weil ich die Hintergründe kenne –, dass sie wirklich nicht viel essen, Menschen an Krücken, Kinder und Jugendliche, die bereits an Osteoporose leiden,

Jodschäden entstellen

Menschen mit Haaren, die man zählen kann, Menschen mit furchtbaren Hautentstellungen, sodass sie bedrückt und scheu den Blicken ausweichen, Menschen mit den gefürchteten hervorquellenden Basedow-Augen.

Ich wage zu behaupten, dass viele dieser Krankheitserscheinungen auf die Hochjodierung in Deutschland zurückzuführen und tatsächlich überflüssig sind.

Alzheimer

Die als »Alzheimer« bekannte Form des Altersschwachsinnes wurde vor 102 Jahren von dem Würzburger Nervenarzt Dr. Alois Alzheimer entdeckt und nach ihm benannt, weil er die ersten Dokumentationen und wissenschaftlichen Abhandlungen über diese »eigenartige Erkrankung der Hirnrinde« verfasste.

Bis 1989 war diese Altersdemenz jedoch noch eine so seltene Erscheinung, dass im Brockhaus zu diesem Stichwort nur ein einziger Satz zu finden war: »Alzheimer-Krankheit führt durch Schwund der Hirnrinde zu Schwachsinn.«

In den Neunzigerjahren beginnt diese Krankheit allerdings zu boomen, sodass bereits 1995 die »Alzheimer Forschung Initiative e.V.« gegründet wird und innerhalb von sechs Jahren 27 Forschungsprojekte mit 1,43 Millionen Euro unterstützt.

Heute leiden mehr als eine Million Menschen an Alzheimer – Tendenz steigend.

Das Motto der Alzheimer Forschung Initiative ist: »Forschung schafft Wissen, und Wissen bringt Heilung.« Außerdem muss Forschung aber auch beobachten und – in diesem Fall – all diejenigen Lebensveränderungen für ihre Untersuchungen heranziehen, die die Menschen in dem Zeitraum betroffen haben, in dem eine ursprünglich seltene Krankheit plötzlich zur Volkskrankheit mutiert.

Alzheimer – mittlerweile eine Volkskrankheit

In der Homöopathie wird Jod als »oxygenoider« Typ bezeichnet, also als ein Typ mit gesteigerter Oxydation, was sich bei einem Patienten mit Hyperthyreose (Überfunktion der Schilddrüse) als durchgehende, höchst unangenehm empfundene Wärmeempfindlichkeit bemerkbar macht.

Oxydation, und zwar im Gehirn, spielt nach der neuesten Hamburger Studie zur Alzheimer-Erkrankung, die bei den 5. Hamburger Alzheimertagen (19.6.2001) vorgestellt wurde, auch bei dieser Erkrankung eine Rolle. Man hat festgestellt, dass es bei Alzheimer-Patienten

Anzeichen für eine erhöhte Oxydation im Gehirn gibt.

In den letzten zehn Jahren haben Alzheimer-Erkrankungen in Deutschland drastisch zugenommen.

In diesen zehn Jahren ist parallel dazu auch die Jodierung der Lebensmittel flächendeckend geworden, d. h., dass auch alte Menschen, die gar kein zusätzliches Jod haben dürfen (R. Hehrmann auf einem Symposium über Jodiertes Speisesalz in der Trierer Ärztekammer am 24.4.1996), ausschließlich jodierte Nahrung zu sich nehmen mussten, nicht nur in Alten- und Pflegeheimen.

Gibt es Zusammenhänge zwischen durch Jod ausgelöster Oxydation und der Alzheimer-Erkrankung?

Es ist nicht auszuschließen, dass es Zusammenhänge zwischen einer durch Jod ausgelösten Oxydation im Gehirn und dem Entstehen der Alzheimer-Erkrankung gibt.

Dies müsste dringend untersucht werden.

Eine Studie an der Universität Birmingham hat Ergebnisse gebracht, die in dieselbe Richtung weisen: bereits eine leichte Hyperthyreose kann außer zu einer erhöhten Herzfrequenz – die die Sterblichkeit verdreifacht! – zu einem gesteigerten Demenz- und Alzheimer-Risiko führen.

Auch in Amerika, wo schon seit Jahren ein hochjodhaltiges Mehlbleichmittel in Gebrauch ist, scheinen sich Alzheimer-Fälle zu häufen. Die beiden prominentesten Alzheimer-Kranken sind wohl der ehemalige Präsident Ronald Reagan und der Hollywood-Schauspieler Charlton Heston, der in der Rolle als »Ben Hur« Weltruhm erlangte.

50

Literatur:
»Ärztliche Praxis«: »Schon milde Hyperthyreose lässt Sterblichkeit steigen«, 2. Oktober 2001, S. 3.
»Fränkischer Tag«: »Erkenntnisse zu Alzheimer. Studie zeigt Zusammenhang mit Vitaminmangel«, Pilotstudie des Hamburger Universitätsklinikums zu den fünften Hamburger Alzheimer-Tagen, 19. Juni 2001.
»Lancet«, 358 (2001), S. 861–865.
Leeser, Otto: »Leesers Lehrbuch der Homöopathie«, Ulm 1961, S. 223.

Angio-Ödem

s.a.→ Atemwegserkrankungen (Jodasthma, Husten, Schnupfen)

Angio-Ödeme sind sehr schmerzhafte Schwellungen der Haut und Schleimhäute und müssen unbedingt ernst genommen werden. Sie sind eine Form der allergischen Reaktionen, die durch die Toxizität von Kaliumjodid und Natriumjodid ausgelöst wird.
Angio(Quincke)-Ödeme können mehrere Tage anhalten und können akut lebensgefährlich werden.

Akut lebensgefährliche Haut- und Schleimhautschwellungen

Literatur:
Giftnotruf Nürnberg: »Kaliumjodid und Natriumjodid«. »Toxizität«: – »allergisch: akute Lebensgefahr mit Angioödem und Larynxödem möglich«, 4.1.1996.

Arteriosklerose

Prof. Dr. Derwahl, Berlin, diskutiert in seinem Beitrag »Therapie der latenten Hypothyreose« (verborgene Schilddrüsenunterfunktion) auf dem 20. Wiesbadener Schilddrüsengespräch im Februar 2002 auch Forschungsergebnisse, nach denen eine latente hypothyreotische Stoffwechsellage zur Erhöhung der Serumlipide (freie Fettsäuren) führen kann, die wiederum Auswirkungen auf die Entstehung »arteriosklerotischer Manifestationen« hat.

Das bedeutet, dass es durch die verborgene Schilddrüsenunterfunktion zu einer Kalkablagerung in den koronaren Herzgefäßen kommt, so dass die Gefahr eines Herzinfarktes besteht.

Erhöhtes Herzinfarktrisiko durch latente Hypothyreose

Es gibt Untersuchungen, die zeigen, dass bei Patienten mit latenter Hypothyreose das Gesamtcholesterin und das LDL-Cholesterin höher ist als bei schilddrüsengesunden Menschen.

Hohe Cholesterinwerte werden meist als Risikofaktor für Arteriosklerose und Herzinfarkt angesehen.

Nach einer dänischen Studie gibt es bei Patienten mit latenter Hypothyreose röntgenologische Nachweise von Kalkablagerungen in der Aorta, die zu dem Ergebnis führten, dass bei ihnen ein 2fach höheres Risiko für die Entwicklung einer Arteriosklerose sowie das Auftreten eines Herzinfarktes besteht als bei schilddrüsengesunden Menschen.

Derwahl erwähnt außerdem die alarmierende Beobachtung, »dass die Prävalenz latenter Hypothyreosen in Regionen mit hoher Jodidversorgung« besonders hoch zu sein scheint.

Hierdurch werden frühere Beobachtungen in der Homöopathie bestätigt: schon vor mehr als 40 Jahren wurden die typischen Symptome einer plötzlichen Durchblutungsstörung im Herzen festgestellt, man spricht von einer »Koronarsklerose«. Die Ursache dafür erkannte man damals bereits im Jod, das diese Wirkung auf Herz und Gefäße auslöste und das ja auch für die latente Hypothyreose verantwortlich ist, wie sich Prof. Dr. L.-A. Hotze im März 2002 gegenüber dpa äußerte. Er sagte, die zusätzliche Jodaufnahme sei nicht immer positiv, weil dadurch immer mehr Menschen an einer Autoimmunerkrankung erkrankten, wie z. B. an einem Morbus Hashimoto, wodurch die Schilddrüse zerstört würde. Die latente oder akute Hypothyreose kann durch diese Autoimmunerkrankung sowie durch zu hohe Jodgaben ausgelöst werden.

Zusätzliche Jodaufnahme verursacht Autoimmunerkrankungen

Auch unter diesem Gesichtspunkt ist die Jodierung der Lebensmittel kritisch zu bewerten.

Aber auch bei Überfunktion und Morbus Basedow kann es zu einer Verstärkung einer Arteriosklerose kommen, wenn so genannte »Jodisationshemmer« (Thyreostatika), die den Einbau von Jod in die Schilddrüse hemmen sollen, etwa in Überdosierung gegeben werden (vgl. Ammon, S. 899).

Literatur:

Ammon, Hermann P. T.: »Arzneimittelneben- und -wechselwirkungen. Ein Handbuch für Ärzte und Apotheker«, Stuttgart 1991, S. 899.

Derwahl, Karl-Michael: »Therapie der latenten Hypothyreose«, in: Derwahl, Karl-Michael/Hotze, Lothar-Andreas (Hrsg.): »20. Wiesbadener Schilddrüsengespräch 2002, Berlin 2002, S. 68f.

Staub, J.-J. et al.: »Das Spektrum der subklinischen und klinischen Hypothyreose, in: »Die Schilddrüse. Ausgewählte Referate der Jahre 1992 bis 1995«, Merck KGaA, Darmstadt, S. 98f.

Leeser, Otto: »Leesers Lehrbuch der Homöopathie«, Ulm 1961, S. 225f.

Arthritis, rheumatische

Rheumatische Erscheinungen nach Jod

In einer Studie wurden bereits 1993 Ergebnisse veröffentlicht, die deutliche Zusammenhänge zwischen Schilddrüsenerkrankungen und rheumatischer Arthritis zeigten: Patienten mit rheumatischer Arthritis litten zu 30% auch an Schilddrüsenfunktionsstörungen wie → Hypothyreose und → Morbus Hashimoto.

Shiroky et al. berichtet in: »Die Schilddrüse«: »In einer groß angelegten finnischen Studie wurde bei Patienten mit autoimmunbedingter endemischer Struma (Kropf) ein überdurchschnittlich häufiges Auftreten rheumatischer Arthritis festgestellt.« (S. 31)

Zusammenhänge zwischen Schilddrüsenerkrankungen und Autoimmunerkrankungen anderer Organe

Auf dem 18. Wiesbadener Schilddrüsengespräch 2000 referierte Professor Dr. Heufelder über »Autoimmunerkrankungen der Schilddrüse und anderer Organe« und stellte dabei fest, dass »Patienten mit Immunopathien der Schilddrüse [Morbus Basedow, Hashimoto-Thyreoiditis] eine … individuelle Prädisposition für weitere Immunopathien endokriner und nichtendokriner Organe und Gewebe« aufweisen (S. 52). Ein Zusammenhang besteht beispielsweise außer zur → Zöliakie und zum → Lupus erythematodes auch zur rheumatoiden Arthritis.

Auch Ammon erwähnt »rheumatoide« Erscheinungen infolge einer Überempfindlichkeit nach Iod und Iodiden. (S. 895)

54

Literatur:

Ammon, Hermann P. T.: »Arzneimittelneben- und -wechsel-wirkungen. Ein Handbuch für Ärzte und Apotheker«, Stuttgart 1991, S. 895.

Heufelder, A. E.: »Autoimmunerkrankungen der Schilddrüse und anderer Organe«, in: »18. und 19. Wiesbadener Schilddrüsengespräch«, hrsg. von Derwahl, Karl-Michael/ Hotze, Lothar-Andreas, Berlin 2001, S. 51–63.

Shiroky, J. B. et al.: »Vermehrtes Auftreten von Schilddrüsen-Funktionsstörungen bei Patienten mit rheumatischer Arthritis«, in: »Die Schilddrüse. Ausgewählte Referate aus den Jahren 1992 bis 1995«, S. 30f.

Asthma – Jodasthma → Atemwegserkrankungen

Atemnot

s. a. → Atemwegserkrankungen

Außerhalb der Schilddrüse wirkt Jod auch stark auf die Atemwege und die Lunge.

So kann es zu Atemnot z. B. beim jodinduzierten »Asthma bronchiale« kommen oder aufgrund der allgemeinen Schwächung der Atemmuskulatur bei der Schilddrüsenunterfunktion (Hypothyreose). »Zu den möglichen klinischen Manifestationen bzw. Komplikationen der Hypothyreose gehören auch Symptome vonseiten des Atemwegssystems: Atemnot, Bronchialobstruktion [Verstopfung der Bronchien], Atemstörungen während des Schlafs ... Mit zunehmendem

Jod wirkt auf Atemwege und Lunge

Schweregrad der Hypothyreose wird dieser Schwäche-
zustand ausgeprägter ...«, was »zu einer Ateminsuffizienz führen kann.« (Siafakas, S. 96f.)

Auch im Zusammenhang mit einer allergischen
Reaktion auf Jod kann es zu Atemnot kommen, was
allerdings dann ein Zeichen für den so genannten
anaphylaktischen → Schock sein kann und einen
lebensbedrohlichen Zustand bedeutet: »Typisch für
eine solche heftige allergische Reaktion sind kalte
Schweißausbrüche, Schwindel, Benommenheit, Übelkeit, Nesselfieber, Schwellungen im Gesicht und an

Atemnot durch
Jod kann Zeichen
eines anaphy-
laktischen
Schocks sein

den Schleimhäuten, Atemnot und Kreislaufzusam-
menbruch. Wenn derartige Beschwerden einsetzen,
müssen Sie sofort den Notarzt rufen (über die Feuer-
wehr-Rufnummer oder den Polizei-Notruf). Ein anaphylaktischer Schock muss unverzüglich mit kreislauf-
stabilisierenden Mitteln und Kortisonspritzen behandelt werden. Schwellen die Schleimhäute in den
Atemwegen weiter an, könnten Sie ersticken. Bricht
der Kreislauf völlig zusammen, müssen Sie sofort beat-
met werden, damit Gehirn und Organe durchblutet
werden.« (»Handbuch Medikamente«)

Aber auch schon allein die Vergrößerung der
Schilddrüse – der so genannte → Kropf – kann zu
Atembeschwerden führen, weil das vergrößerte Organ
auf die Luftröhre drückt bzw. sie einengt. Dann kommt
es zu dem bekannten Kloßgefühl im Hals, und man
spürt einen permanenten Druck, der einen nicht mehr
zur Ruhe kommen lässt und der auch Angst- und
Panikgefühle auslöst. Dabei muss die Funktion der
Schilddrüse durchaus nicht gestört sein. Wenn der
Kropf nach unten, dem Brustraum, zuwächst, »kann

auch schon ein kleiner Kropf, falsch platziert, Atemnot, Heiserkeit und Schluckstörungen mit sich bringen.« (Pfannenstiel, S. 31)

Literatur:

Ammon, Hermann P. T.: »Arzneimittelneben- und -wechselwirkungen. Ein Handbuch für Ärzte und Apotheker«, Stuttgart 1991, S. 898.

Pfannenstiel, Peter/Schwarze, Werner: »Nichts Gutes im Schilde«, Stuttgart 1994, S. 31.

Siafakas, N. et al: »Geschwächte Atemmuskulatur bei Hypothyreose« in: »Die Schilddrüse. Ausgewählte Referate der Jahre 1992 bis 1995«, Merck KGaA, Darmstadt, S. 96f.

Stiftung Warentest: »Handbuch Medikamente«, Berlin 2001.

Atemwegserkrankungen

Der Begriff »Jodhusten« wurde jahrzehntelang als eines der Hauptsymptome des »Jodismus« im »Pschyrembel. Klinisches Wörterbuch« aufgeführt. *Jodhusten*

Im Zuge der »flächendeckenden« Jodierung fiel dieses Stichwort aber der »problembezogenen Überarbeitung der Lehrbücher« (vgl. bga-Schriften, 3/94, S. 57) zum Opfer.

Bis einschließlich zur 257. Auflage war unter »Jodismus« zu lesen: »Jodismus: … nach längerem Gebrauch, u. U. auch bereits einige Stunden nach der ersten Dosis von Iod (v. a. Kaliumjodid) auftretende Symptome: Iodschnupfen, Iodhusten, Konjunktivitis, Iodausschlag.« (»Pschyrembel«, 257. Auflage)

Ab der 258. Auflage (1998) des »Pschyrembel« ist das

Stichwort »Jodismus« mitsamt der Aufzählung seiner Symptome aus dem Kanon der offiziell wissenswerten Schlagwörter für behandelnde Mediziner verschwunden. Nicht aber die derart getilgten Jodsymptome, die seit der flächendeckenden Jodierung unter der Bevölkerung sogar sprunghaft angestiegen sind.

Jeder Arzt, der seine Patienten aber fachgerecht behandeln will, ohne nur die Symptome – übrigens ohne jeden Nutzen – zu kurieren, tut gut daran, die älteren »Pschyrembel«-Ausgaben bis zur 257. Auflage nicht wegzuwerfen bzw. sie sich zu besorgen, denn die in ihnen noch genannten Jodsymptome sind aktueller als zur Zeit vor der Jodierung.

Asthma bronchiale durch Jod

Bei den Auswirkungen der Jodaufnahme auf die oberen Atemwege wie Nase, Nasennebenhöhlen, Kehlkopf und Bronchien, die ein *Asthma bronchiale* auslösen, unterscheidet man

1. die direkt toxische Reaktion, die durch die Inhalation jodhaltiger Stoffe ausgelöst wird und zu entzündlichen Prozessen an den oberen und unteren Atemwegen (Entzündung der Luftröhre und großen Bronchien) führt, und

2. die allergische Reaktion, wobei es zu einer allergischen Sofortreaktion durch Inhalation allergener, also jodhaltiger Stoffe, sowie durch Hautkontakt mit jodhaltigen Stoffen oder Aufnahme von jodhaltigen Nahrungsmitteln und Medikamenten kommt. Diese allergischen Reaktionen können wiederum in drei

Jodschnupfen

verschiedenen Formen auftreten: a) als *Rhinitis,* (also in Form eines Schnupfens, man spricht ja auch von »Jodschnupfen«), die zum Typ I (»anaphylaktische Reaktionen«) oder zum Typ III (Serumkrankheit) gehört und schon wenige Minuten bis 1–2 Stunden nach dem Jodkontakt eintritt: als »akute Rhinitis mit stark wässeriger Sekretion und heftigem Niesreiz, oft verbunden mit anderen Zeichen einer allergischen Reaktion ... die nach einiger Zeit spontan wieder abklingt, aber in seltenen Fällen auch in einen Asthmaanfall oder einen anaphylaktischen Schock übergehen kann.« (Vgl. Ammon, S. 49.)

b) als → Quincke-Ödem, auch → Angio-Ödem (»schmerzhafte, mehrere Tage anhaltende subkutane Schwellung von Haut und Schleimhäuten«, vgl. »Pschyrembel«, 258. Auflage, S. 75), das akute Lebensgefahr bedeutet. Dabei kommt es zu lokalen Ödemen im Bereich des Kehlkopfes, zu → Larynx-Ödem und → Glottis-Ödem. Die »Symptome sind kloßiges Gefühl (Globus) im Rachenbereich mit Schluckbeschwerden, Heiserkeit, Sprechschwierigkeiten, erschwerter Inspiration bis zur Atemnot (Stridor) mit Unruhe und Angst, im Extremfall Ersticken durch maximale Verengung der Stimmritze.« (Vgl. Ammon, S. 49.)

Lebensbedrohliche Ödeme im Kehlkopfbereich

c) als Asthma bronchiale, das ist die dritte Möglichkeit einer allergischen Reaktion des Typs I, seltener Typ III. Dabei kommt es zu einer krampfartigen »Verengung der Bronchien mit Erschwerung besonders der Exspiration (Ausatmung) und entsprechenden Ventilationsstörungen. Wenn der meist kurz andauernde Asthmaanfall in einen lang anhaltenden Status asthmaticus übergeht, besteht eine akute Lebensgefahr. Auf dem Boden eines Asthma bronchiale kann sich unter Umständen eine chronische Bronchitis entwickeln.« (Vgl. Ammon, S. 50.) Unter den zahlreichen Pharmaka, die solche allergischen Reaktionen auslösen können, kommt eine »besondere Bedeutung ... Iod und jodhaltigen Arzneimitteln (z. B. Röntgenkontrastmittel) zu.« (Vgl. Ammon, ebd.)

In »Rote Liste« (S. 266) werden folgende die Atemwege betreffenden Nebenwirkungen bei jodhaltigen Röntgenkontrastmitteln und Jodverbindungen angegeben: → Atemnot, Ödeme, Niesen und Tränenfluss, Jodschnupfen – woraufhin die Therapie abgebrochen werden soll, weil diese Überempfindlichkeitsreaktionen bis zum Schock gehen können, der meist tödlich endet. Tatsächlich wird erwähnt, dass es zu vereinzelten Todesfällen gekommen ist.

Muskelschwäche,
vor allem der
Atemmuskulatur,
bei Über- und
Unterfunktion

Die periphere Muskelschwäche, die zu den klinischen Symptomen von Hyper- und Hypothyreose gehört, führt zu Atemnot, Bronchialobstruktion (Bronchialverschluss), Atemstörungen während des Schlafes, zu Bewusstseinsstörungen bis Koma und Ateminsuffizienz.

Bei manifester Hyperthyreose (Überfunktion der Schilddrüse) gibt es »deutliche Hinweise auf eine Schwächung der Atemmuskulatur und eine Beeinträchtigung der Lungenfunktion.« (Vgl. »Die Schilddrüse«, S. 139.) Dasselbe gilt für die Hypothyreose (Unterfunktion), bei der die Kraft der Atemmuskeln in dem Maße abnimmt, in dem der Schweregrad der Schilddrüsenunterfunktion zunimmt. (Vgl. »Die Schilddrüse«, S. 96/97.)

Im »Handbuch Medikamente« von Stiftung Warentest wird ebenfalls nachdrücklich vor den Gefahren gewarnt, die die durch Jod ausgelösten Überempfindlichkeitsreaktionen auf die Atemwege haben können. »Dann treten juckender Hautausschlag (›Jodakne‹), Fieber, Jodschnupfen und eine Bronchitis auf … Wenn Haut und Schleimhäute anschwellen, besonders die der Atemwege, sollten Sie einen Notarzt rufen.« (S. 376)

Ein Fall zur Diskussion:

US-Präsident George W. Bushs Atemnot und Hustenanfall beim Verspeisen einer Brezel im Januar 2002 ging durch die Weltpresse, und die Stellungnahmen der Ärzte, die sich eher in Vermutungen über eine beginnende Erkältung oder eine so genannte »Husten-Synkope« ergingen, brachten keine Erklärung für diesen Zwischenfall. Zu beachten ist aber, dass Präsident Bushs Vater, George W. Bush senior, bekanntermaßen an Morbus Basedow erkrankt ist. Für diese Erkrankung ist die hohe Jodaufnahme in Amerika über Jodsalz und jodhaltiges Brot – wegen eines sehr jodhaltigen Mehlbleichmittels – gefährlich, d. h. Jod führt zu einer Verschlimmerung der Krankheit. So läßt sich möglicherweise auch der Zwischenfall erklären, als Präsident Bush senior 1992 bei einem Gala-Dinner in Japan so schlecht wurde, dass er zur Seite sank und sich in den Schoß seines Gastgebers, des japanischen Ministerpräsidenten, erbrach. Die meisten Nahrungsmittel sind dort über Meeresfrüchte und Algen hochjodhaltig. Es gilt bis jetzt unter Medizinern als unbestritten, dass Morbus Basedow genetisch bedingt ist. Morbus Basedow in der Familie kann also bedeuten, dass andere Familienmitglieder, also auch Kinder, mit höherer Wahrscheinlichkeit an dieser Krankheit erkranken als Menschen, in deren Familie diese Autoimmunerkrankung nicht vorkommt. Folglich ist nicht auszuschließen, dass George W. Bush junior die genetische Veranlagung zu Morbus Basedow von seinem Vater geerbt haben

Atemnot und Hustenanfall beim Verspeisen einer Brezel

> könnte, sodass sich seine kurze Ohnmacht und
> sein Hustenanfall beim Verzehr einer – höchst
> wahrscheinlich jodierten – Brezel in einem ganz
> anderen Licht darstellen.

Atemwegserkrankungen bei Pferden:
Früher, also vor der flächendeckenden Jodierung, als in
medizinischen Kreisen noch bekannt war, dass Jod auf
das zentrale Nervensystem wirkt, bekamen Pferde
absichtlich kein zusätzliches Jod, damit sie dadurch
nicht noch schreckhafter und nervöser würden. Denn
welcher Reiter sitzt schon gerne auf einem Pferd, dem
die Nerven durchgehen?

*Jod in der
Pferdefütterung*

Inzwischen hat der angebliche Jodmangel aber auch
die Pferde erreicht. »Zur J-Substitution sind Jod-Salze
und jodhaltiges Futtermittel (Algen-, Fischmehle,
jodiertes Viehsalz, Mineralfutter …) geeignet.« (Vgl.
Meyer/Coenen: »Pferdefütterung«, S. 60.) Der Jodgehalt in den Mineralfuttergemischen kann maximal
bis zu 200 mg/kg betragen. Pferde-Leckerli, die Reiter
in Reiterfachgeschäften als Mitbringsel für ihre be-
huften Lieblinge mitbekommen, enthalten 0,3 mg
Jod/kg.
Schließlich wird in jedem Reiterhof von freundlichen
Nachbarn tütenweise altes Brot – jetzt alles jodiert –
abgegeben, sodass ein Pferd, genau wie der Mensch,
sehr schnell an seine Grenzen kommen kann, was seinen tatsächlichen Jodbedarf angeht.
Deswegen wird in dem genannten Fachbuch über
Pferdefütterung auch vor unkontrolliert hohen Jodauf-
nahmen bei Pferden gewarnt: »Vor unkontrollierter,
überhöhter Jodzufuhr ist zu warnen. Fütterung von über
20 mg Jod/Tag (z. B. durch Algenmehl mit J-Gehalten bis

zu 2mg/g) an tragende Stuten verursachte bei neugeborenen Fohlen Erscheinungen wie beim J-Mangel (Kropf sowie Skelettveränderungen).« (S. 60)

Wie das allerdings im Alltag zu bewerkstelligen ist, da in praktisch jeder Tiernahrung und jedem Nahrungsergänzungsmittel sowie Lecksteinen und Leckerli Jod enthalten ist, das weiß niemand mehr. Außerdem stellen die Fachleute selber fest, dass »der J-Bedarf der Pferde … in küstennahen Gebieten durch die bodenständigen Grundfuttermittel reichlich gedeckt« wird. Wird aber in diesen jodreichen küstennahen Gebieten auch darauf geachtet, dass die Pferde dort keine zusätzlich jodierten Futtermittel erhalten?

Jedenfalls kann man in den letzten Jahren beobachten, dass der chronische Husten und die Verschleimung der Bronchien bei Pferden dramatisch zunimmt. Jeder Reiter kennt folgendes Bild: Vor der Box steht das Pferd mit einem riesigen Inhalations-Trichter vor dem Maul und inhaliert einen bekannten – auch Menschen verordneten – Schleimlöser.

Zunahme der Atemwegserkrankungen auch bei Pferden

Außerdem kennt jeder Reiter auch den Schreck, wenn sein Pferd mitten im Galopp einen Hustenanfall bekommt und den Kopf nach unten wirft …

Schließlich sind bereits auffallend viele Pferde, die noch nicht unter Altersschwäche leiden, hochgradig nervös, schreckhaft und unruhig, sodass ihnen Beruhigungsmittel verabreicht werden, wenn mit ihnen ein einigermaßen unfallfreier Reitbetrieb aufrechterhalten werden soll.

Mein Tipp für Reiter, die gerne mit wenig Risiko reiten möchten: Setzen Sie jodhaltige Mineralstoffergänzungsmittel ab, geben Sie keinen jodierten Leckstein, achten Sie auf unjodiertes altes Brot, und ernähren Sie Ihr Pferd mit Hafer, Heu und Wasser, womit schon die

Mein Tipp für Reiter

ostpreußischen Trakehner gesund, leistungsstark und
alt geworden sind.

Literatur:

Ammon, Hermann P. T.: »Arzneimittelneben- und -wechselwirkungen. Ein Handbuch für Ärzte und Apotheker«, Stuttgart 1991, S. 49/50.

Giftnotruf Nürnberg: »Jod/Toxizität«, 6.8.1998.

Leeser, Otto: »Leesers Lehrbuch der Homöopathie«, Bd. II, Ulm 1961, S. 216, S. 220.

Meyer, Helmut/Coenen, Manfred (Hrsg.): »Pferdefütterung«, 4. erweiterte u. aktualisierte Auflage, Berlin 2002, S. 60.

»Pschyrembel. Klinisches Wörterbuch«, 256.–257. Auflage, Berlin 1990, 1994.

»Pschyrembel. Klinisches Wörterbuch«, 259. neu bearbeitete Auflage, Berlin 2002, S. 142.

»Rote Liste 1999: Arzneimittelverzeichnis des BPI«, Orange, S. 266.

Schleusener, H.: »Zusammenfassung des Rundtischgespräches über die Verbesserung der Jodversorgung – praktische Schritte«, in: Großklaus, Rolf/Somogyi, Arpad (Hrsg.): »Notwendigkeit der Jodsalzprophylaxe«, bga Schriften 3/94, S. 57.

Siafakas, N. et al.: »Geschwächte Atemmuskulatur bei Hypothyreose«, in: »Die Schilddrüse. Ausgewählte Referate der Jahre 1992 bis 1995«, Merck KGaA, Darmstadt, S. 96/97.

Ders.: »Atemmuskelkraft und Hyperthyreose«, S. 138/139.

Stauffer, Karl: »Klinische homöopathische Arzneimittellehre«, Regensburg 1926, S. 357ff.

Stiftung Warentest: »Handbuch Medikamente«, 4. Auflage 2001, S. 376.

Autoimmunerkrankungen

Mediziner weisen darauf hin, dass Patienten mit einer Autoimmunerkrankung der Schilddrüse (→ Morbus Basedow, → Morbus Hashimoto) auch an anderen endokrinen Organen Autoimmunerkrankungen entwickeln, so z. B. am Inselzellorgan des Pankreas (Diabetes mellitus Typ I) und an den Nebennierenrinden (Morbus Addison).

Diabetes

Die Patienten weisen ferner Prädispositionen für weitere Immunopathien an anderen endokrinen und nicht-endokrinen Organen auf. Dazu zählen die *Vitiligo,* die *perniziöse Anämie,* Immunopathien der *Gonaden,* der *Nebenschilddrüsen* und der *Hypophyse.*

Es bestehen weiter Assoziationen zur *Myasthenia gravis,* zur *Zöliakie (einheimische Sprue),* zu *autoimmunen Leber- und Gallenwegserkrankungen (chronisch-aktive Hepatitis, primär biliäre Zirrhose),* der *systemischen Sklerodermie,* dem *systemischen Lupus erythematodes* und der *rheumatoiden Arthritis.*

Hepatitis

Aus diesem Grunde sollten alle Autoimmunerkrankungen, deren Symptome denjenigen Symptomen ähneln, die durch eine Schilddrüsenerkrankung oder durch Jod ausgelöst werden, immer auch unter dem Aspekt betrachtet werden, dass sie eventuell erst durch die generelle Überjodierung ausgelöst wurden oder durch Jod verstärkt werden.

Beispielsweise ist aufgrund der Auswirkungen des Jodes auf die äußere und innere Haut zu überlegen, ob nicht etwa die in den letzten Jahren stark zunehmende *Sarkoidose,* eine Autoimmunerkrankung der Lunge, ebenfalls möglicherweise jodinduziert ist.

Sarkoidose

LAM

Auch die fast nur bei Frauen auftretende, sehr seltene und erst in den letzten Jahren sich manifestierende »Lyphangioleiomyomatose«, kurz »LAM« genannt, könnte in der Jodierung ihren Ursprung haben. Sie betrifft ebenfalls die Lunge, und in Deutschland sind bis jetzt etwa 80 Frauen davon betroffen.

Ihre Symptome sind Kurzatmigkeit, Husten, Schmerzen im Brustkorb oder ein Lungenkollaps, die zunächst als Asthma oder Emphysem fehldiagnostiziert werden. Eine eindeutige Diagnose ist nur vermittels Computertomografie oder Lungenbiopsie möglich.

LAM ist eine Krankheit, durch die allmählich das gesunde Lungengewebe zerstört und die Sauerstoffaufnahme des Körpers eingeschränkt wird. In der Folge sind eine Sauerstofftherapie und schließlich die Transplantation der Lunge nötig.

Zwar ist medizinisch die Ursache dieser Erkrankung nicht vollständig erforscht, aber da ihr Auftreten gleichzeitig mit dem Beginn der Zwangsjodierung einhergeht, darf ein Zusammenhang mit der Jodierung nicht ausgeschlossen werden. Im Gegenteil: Jod als Ursache muss unbedingt mit in Betracht gezogen werden.

Literatur:

Derwahl, Karl-Michael: »Autoimmunerkrankungen der Schilddrüse und anderer Organe«. In: »18. und 19. Wiesbadener Schilddrüsengespräch 2000«, Derwahl, Karl-Michael/Hotze, Lothar-Andreas (Hrsg.), Merck Darmstadt 2001, S. 7.

Heufelder, A. E.: »Autoimmunerkrankungen der Schilddrüse und anderer Organe«. In: »18. und 19. Wiesbadener Schilddrüsengespräch 2000«, Derwahl, Karl-Michael/Hotze, Lothar-Andreas (Hrsg.), Merck Darmstadt 2001, S. 51–63.

Mann, Klaus: »Morbus Basedow und endokrine Orbito-pathie«. In: »Die Schilddrüse. Ausgewählte Referate der Jahre 1992 bis 1995«, Merck Darmstadt, S. 5.

Bindehautentzündung (Konjunktivitis)

Die Bindehautentzündung ist die häufigste Augen-erkrankung überhaupt, und jede achte diagnostizierte Bindehautentzündung ist nach Einschätzung des Berufsverbandes der Augenärzte (laut Pressemitteilung vom 13.6.2001) auf eine Allergie zurückzuführen, Ten-denz steigend.

Georg Eckert vom Presserat des Berufsverbandes der Augenärzte in Düsseldorf warnt in einer anderen Pressemeldung (vom 12.3.2001) davor, Bindehautent-zündungen auf die leichte Schulter zu nehmen. Denn sie ist eine sehr ernste Augenerkrankung und sollte sofort vom Augenarzt behandelt werden. Bleibt diese Krankheit etwa länger als 24 Stunden unbehandelt, können irreparable Schäden zurückbleiben.

Bindehautentzün-dung ist eine sehr ernste Augen-erkrankung

Die Symptome sind gerötete Augen, weil die Blut-gefäße der Bindehaut anschwellen, Augenbrennen, Jucken, Kratzen und Fremdkörpergefühl, morgens sind die Lider verklebt, ein schleimiges Sekret auf der Hornhaut trübt die Sicht.

Auslöser können auch Staub, Tierhaare, Pollen, Schminke und andere Chemikalien sein. In der Zeit der unausweichlichen Jodierung sämtlicher Grundnah-rungsmittel sollte meiner Meinung nach auch unbe-dingt Jod als möglicher Auslöser der Bindehautent-zündung mitberücksichtigt werden.

Denn »entzündete Bindehäute, Fremdkörpergefühle

und Lidschwellungen« (Pfannenstiel, S. 157) sind geradezu klassische Symptome für jodinduzierte Schild-
drüsenerkrankungen wie z. B. Morbus Basedow:»Die
Schleimhäute werden ständig gereizt und laufen rot
an. Dadurch und durch den Dauerdruck auf die
Tränendrüsen werden die Schleimhäute trockengelegt.
Die Tränen aber fließen kaum ab und legen sich als
wässeriger Vorhang vor die Augen.« (ders., S. 166)
Stiftung Warentest warnt im»Handbuch Medikamen-
te« vor den unerwünschten Nebenwirkungen des
Jodids, weil sie zwar selten, aber gefährlich seien:»Bei
Mengen von mehr als einem Milligramm Jodid pro Tag
kann es zu Überempfindlichkeitsreaktionen kommen.
Dann treten ein juckender Hautausschlag (»Jodakne«),
Fieber, »Jodschnupfen«, und eine Bronchitis auf, die
Bindehaut der Augen kann sich entzünden, und die
Funktionen von Magen und Darm sind gestört. Wenn
Haut und Schleimhäute anschwellen, besonders die
der Atemwege, sollten Sie den Notarzt rufen.« (S. 376)
Auch im»Handbuch für Ärzte und Apotheker« wird
wiederholt darauf hingewiesen, dass Jod auf Haut und
Schleimhäute, z. B. die »Augenbindehäute« (S. 895)
wirke und dass allergische Reaktionen auf Jod u. a. mit
einer Konjunktivitis (S. 895ff.) bzw. mit einer Konjunktivitis mit Jodschnupfen einhergehe.

Wer also Jod infolge einer Schilddrüsenerkrankung
oder einer Jodallergie nicht verträgt und z. B. nach dem
Haarewaschen eine Bindehautentzündung hat, sollte
auf die Verpackung des Shampoos schauen: Es gibt leider zunehmend Haarwaschmittel mit Meersalz (z. B.
ein»Kastanien-Shampoo«), die deshalb für alle, die kein
Jod vertragen, tabu geworden sind.
Ein Fremdkörpergefühl und Augenbrennen treten bei

Jodallergikern und Jodempfindlichen auch auf, wenn sich eine der modischen *Salzkristall-Lampen* im Raum befindet. Abhilfe kann auch hier nur geschaffen werden, wenn man diese für eine bestimmte Verbrauchergruppe problematische Beleuchtung aus dem gesamten Wohnbereich – auch dem Keller, wenn Luftaustausch mit dem Haus möglich ist – entfernt. Im Interesse eines wirkungsvollen Verbraucherschutzes wären hier Warnhinweise nötig, dass diese Salzkristall-Lampen bei Jodallergikern und Jodempfindlichen gravierende Krankheits-Symptome auslösen können. Solche Produkte müssen vakuumverpackt werden.

Augenbrennen durch Salzkristall-Lampen

Die jodinduzierte Bindehautentzündung ist, wie gezeigt, in der medizinischen Fachliteratur hinreichend dokumentiert. Deshalb wundert sich der aufmerksame Leser des »Apotheken-Kuriers« (August 2001), wenn in diesem Organ (mit dem Anspruch auf gezielte Fachinformation!) im Artikel »Hilfe für das trockene Auge« mit keinem Wort von einer Bindehautentzündung infolge a) einer Schilddrüsenerkrankung und b) einer allergischen Reaktion auf Jod die Rede ist!

Literatur:
Ammon, Hermann, P. T.: »Arzneimittelneben- und -wechselwirkungen. Ein Handbuch für Ärzte und Apotheker«, Stuttgart 1991, S. 895, S. 898.
Braunschweig-Pauli, Dagmar: »Jod-Krank. Der Jahrhundertirrtum«, 2. Auflage Trier 2007.
Pauli, Dagmar/Messing, Norbert: »Der kritische Einkaufsführer Jod«, Bad Schönborn 2004, S. 58ff. (vergriffen).
Pfannenstiel, Peter/Schwarz, Werner: »Nichts Gutes im Schilde«, Stuttgart 1994, S. 157, S. 166.
Stiftung Warentest: »Handbuch Medikamente«, Berlin 2001, S. 376f.

Bluthochdruck (Hypertonie)

Bluthochdruck gehört zu den Krankheiten, die in den letzten Jahren eine beängstigende Steigerung erfahren haben.

Es fällt auf, dass auch hier wieder – genau wie bei Schilddrüsenerkrankungen – die meisten Betroffenen Frauen sind: Nach einer Pressemeldung (6.9.2001) leidet »jede vierte Frau zwischen 25 und 60 Jahren in Deutschland« unter zu hohem Blutdruck, und die Tendenz ist steigend.

Jede 4. Frau zwischen 25 und 60 Jahren leidet unter Bluthochdruck

Tragischerweise wissen aber die meisten Patientinnen gar nichts von ihrem Bluthochdruck, der meist erst im Rahmen einer Routineuntersuchung festgestellt wird, sodass sie sich tatsächlich ahnungslos in einem gefährlichen Zustand befinden. Denn eine unbehandelte Hypertonie ist nach Aussage des Facharztes für Physikalische und Rehabilitative Medizin, Lutz Koch, lebensbedrohlich: »Die ständige Überlastung des Herz-Kreislauf-Systems kann zu Herzschwäche, Schlaganfall, Herzinfarkt oder Durchblutungsstörungen führen. ... Obwohl Frauen dem Facharzt zufolge einen geschlechtsspezifischen Vorteil gegenüber Männern haben und ihr Herz länger jung sowie ihr Kreislauf länger stabil bleibt, leiden seit einigen Jahren mehr Frauen an Herz-Kreislauf-Erkrankungen als Männer.«

Hoher Blutdruck durch zu viel Jod

Da zusätzliches Jod, wenn es für den betreffenden Menschen zu viel ist – und wann das so ist, weiß wirklich niemand –, zu hohem Blutdruck führt, sollte bei hohem Blutdruck nicht nur darauf geachtet werden, dass weniger Salz verzehrt, sondern dass auch weniger Jod, ob im Salz oder in anderen Lebensmitteln, aufgenommen wird.

Zu Bluthochdruck kommt es durch Schilddrüsenhormone, weil sie die Kontraktilität (Fähigkeit des Zusammenziehens) der Herzmuskelfaser erhöhen und damit das Schlagvolumen sowie die Herzfrequenz. Durch eine Überdosierung von Jod, das wiederum die Hormonproduktion der Schilddrüsen steigert, wird die Schwingungsweite des Blutdrucks (Blutdruckamplitude) erhöht. Es kommt zum Blutdruckanstieg.

In der Homöopathie wird die Jodwirkung auf das Blut, die Blutzirkulation und den Stoffwechsel wie folgt beschrieben: »... Herzklopfen und Pochen; Pulsation durch den ganzen Körper, Kopfkongestionen mit Schwindel und rotem Gesicht ...« (Stauffer, S. 357) »... Häufig sind heftiges und rasches Klopfen des Herzens, starke Hitzewallungen zum Kopf und ein Gefühl, als würde das Herz zusammengeschnürt ...« (Leeser, S. 225)

Hitzewallungen

Literatur:

Ammon, Hermann P. T.: »Arzneimittelneben- und -wechselwirkungen. Ein Handbuch für Ärzte und Apotheker«, Stuttgart 1992, S. 885f., S. 887.

Koch, Lutz: »Bluthochdruck bei Frauen: Was Ihnen jetzt hilft«, Trias-Verlag, Stuttgart 2001.

Leeser, Otto: »Leesers Lehrbuch der Homöopathie. Mineralische Arzneistoffe«, Bd. II, Ulm 1962, S. 225.

Stauffer, Karl: »Klinische homöopathische Arzneimittellehre«, Regensburg 1926, S. 357.

Brustkrebs

Der Direktor der Klinik für Frauenheilkunde am Universitätsklinikum Großhadern der Münchner Ludwig-Maximilians-Universität, Prof. Herrmann Hepp, stellte laut Pressemitteilung (»Fränkischer Tag«, 20.2.2002) fest, dass in Deutschland jährlich etwa 50 000 Frauen an Brustkrebs erkranken. Ein Drittel davon stirbt an dieser Erkrankung.

Jedes Jahr 50 000 neue Brustkrebs-erkrankungen

Obwohl man weiß, dass die Ursachen für Krebserkrankungen oft sehr vielschichtig sind, gibt es gerade beim Brustkrebs Anhaltspunkte dafür, dass Jod in diesem Zusammenhang näher untersucht werden sollte.

In der internationalen Nitrosaminforschung ist es seit fast 30 Jahren bekannt, dass Jod die Nitrosaminbildung um mindestens das 6fache erhöht. Dieser Effekt wird noch gesteigert, wenn Jod im menschlichen Körper mit anderen Katalysatoren zusammentrifft, wie z. B. Thiozyanat, das im Speichel vorkommt, oder Chlorogensäure, die im Kaffee enthalten ist.

Jod erhöht Nitrosamin-bildung

Zum einen ist Jod also unmittelbar aufgrund seiner nitrosaminbildenden Wirkung kanzerogen, zum anderen aber auch mittelbar dadurch, dass nach einer jod-induzierten Schilddrüsenerkrankung (Unterfunktion, Schilddrüsenentzündung, operative Entfernung der Schilddrüse) Schilddrüsenhormone gegeben werden müssen, die bei einer Langzeittherapie zu einem erhöhten Brustkrebsrisiko führen. Professor Hermann Ammon erwähnt in seinem Artikel »Hormone der Schilddrüse« (S. 889) in einem eigenen Kapitel »Kanzerogenität« eine Studie über das erhöhte Brustkrebsrisiko bei der Langzeittherapie von Schilddrüsenhormonen (Krebsrate 19,5%): »Eine Studie an 5500 unter Schilddrüsenhormonbehandlung stehenden Patientinnen, bei denen eine Mammografie durchgeführt wurde, ergab, dass bei 635 Brustkrebs vorlag. Dies entspricht einer Rate von 12%. Bei den anderen 4560 Patientinnen betrug die Rate dagegen nur 6,2%. Bei denen, die Schilddrüsenhormone über 15 Jahre bekommen hatten, lag die Krebsrate sogar bei 19,5%.« Diese Ergebnisse decken sich mit den Beobachtungen von Schilddrüsenspezialisten, die unter den an Brustkrebs erkrankten Frauen eine auffallend hohe Zahl von Schilddrüsenpatientinnen feststellten.

Langzeittherapie mit Schilddrüsenhormonen erhöht Brustkrebsrisiko

Halten wir fest:

1. Jod erhöht die Nitrosaminbildung im Körper. Wer sich also vor Krebs schützen will, sollte auf jede Art von zusätzlichem Jod in der Nahrung verzichten, wenn er mit dem natürlichen Jodangebot in Lebensmitteln auskommt, was wohl für den größten Teil der Bevölkerung gelten kann.

2. Die gegenwärtige Schilddrüsentherapie, die großzügig Schilddrüsenhormone als Langzeittherapie – sogar lebenslang – einsetzt, sollte unter dem Aspekt der Kanzerogenität kritischer beurteilt werden.

Literatur:

Ammon, Hermann P. T.: »Arzneimittelneben- und -wechselwirkungen. Ein Handbuch und Tabellenwerk für Ärzte und Apotheker«, Stuttgart 1991, S. 889.

Lathia, D./Kloep, D.: »Einfluss von Nahrungsmittelinhalts- und -zusatzstoffen auf die Nitrosaminbildung unter physiologischen Bedingungen – ein kurzer Überblick«. In: Ernährung (Nutrition), Bd. 11, Nr. 2, 1987, S. 98–101.

Depressionen

In den letzten Jahren haben in den Industrieländern Depressionen, Familientragödien, Amokläufe und Selbstmorde (besonders auch durch Sturz aus dem Fenster oder von einer Brücke) dramatisch zugenommen.

In den USA werden 25 Millionen Menschen wegen ihrer Depressionen mit Antidepressiva behandelt.

In Deutschland leiden nach Schätzungen von Psychologen acht Millionen Menschen an Depressionen.

Acht Millionen Depressionskranke in Deutschland

Damit macht diese seelische Störung mehr Menschen krank als z. B. der Alkoholismus, und die dramatischste Folgeerscheinung davon ist, dass allein in Deutschland jährlich 24 000 Menschen Selbstmord begehen.

Nach Ansicht von Medizinern werden 80% von diesen acht Millionen Patienten falsch oder gar nicht behandelt, wobei sie unter Behandlung die Verabreichung von Antidepressiva sowie eine Psychotherapie verstehen, um »den Patienten zum positiven Denken zu bewegen« (ein Behandlungsansatz, der auf dem Symposium der Arbeitsgemeinschaft für Neuropsychopharmakologie 1999 in Nürnberg diskutiert wurde).

Diese Einstellung krankt daran, dass sie offenkundig schwere Befindlichkeitsstörungen eines Patienten zunächst ins »rein Psychische« verkürzt, um dann rein pharmakologisch auf sie zu reagieren. Das kann zur Fehldiagnose noch die falsche Therapie hinzufügen.

Eine zumindest mögliche Ursache der schweren Depressionen gerät überhaupt nicht in den Blick, und das, obwohl sie in der medizinischen Fachliteratur offen diskutiert wird: die negative Wirkung des Jodes auf das zentrale und periphere Nervensystem.

In der aktuellen Ausgabe von Ammons Standardwerk

über die »Arzneimittelneben- und -wechselwirkungen«
wird ausgeführt:

»Nach Jodisationshemmern (Carbimazol, Thiamazol)
und jodhaltigen Präparaten können gelegentlich Kopfschmerzen und Schwindel auftreten. Nach Methyl-
thiouracil werden Parästhesien sowie periphere sensi-
ble und motorische Nervenschädigungen gesehen. Sie
sind nach Absetzen reversibel. Mit Konfusion einher-
gehende Psychosen wurden im Zusammenhang mit
einer nach Carbimazol entstehenden Hypothyreose
beobachtet.«

Und: »Dauerbehandlung mit Jod und Jodiden kann zu   *Jod verursacht*
psychischer Depression, Nervosität, Schlaflosigkeit und   *Depressionen*
sexueller Impotenz führen.«

Die Hochjodierung sämtlicher Grundnahrungsmittel,
wie sie seit 1995 in der Bundesrepublik praktiziert wird,
ist tatsächlich nichts anderes als eine Dauerbehandlung mit Jod. Gleichzeitig wurden damit die Ernäh-
rungsbedingungen für alle Bürger grundsätzlich verändert, was zur Folge hat, dass nun immer mehr Menschen den Zusatzstoff Jod und damit auch ihre
gewohnte Ernährung nicht mehr vertragen. Denn jeder
Mensch reagiert ganz individuell auf den nun fast allen
Nahrungsmitteln künstlich zugesetzten Stoff, der eine
Vielzahl von Nebenwirkungen haben kann.

Deswegen kann eine dieser neuen Lebenssituation   *In der Medizin-*
angemessene medizinische Behandlung nur dann   *praxis keine*
erfolgreich sein, wenn sie auch alle Nebenwirkungen   *Beachtung der*
des Jodes berücksichtigt und grundsätzlich in die   *Jod-Nebenwir-*
Diagnostik mit einbezieht. Doch es gibt noch keine   *kungen*
Anhaltspunkte dafür, dass diese Notwendigkeit in der
allgemeinen Medizinpraxis als solche erkannt worden
wäre.

Die sensibelsten Beobachter der komplizierten Wechselwirkungen zwischen Jodzufuhr und seelischer Befindlichkeit waren seit jeher – und sind es bis heute geblieben – die Homöopathen.

Homöopathisches Arzneimittel-bild des Jodes

Das homöopathische Arzneimittelbild des Jodes macht die Zusammenhänge zwischen Jodgaben (d. h. jodierte Lebensmittel oder Medikamente), Depressionen und sich daraus entwickelnden Familientragödien und Selbstmorden offenkundig.

In Karl Stauffers klassischer »klinische, homöopathische Arzneimittellehre« von 1926 heißt es im Kapitel »Jodum«:

Hauptsächlich betroffen: das Zentralnerven-system

»Hauptsächlich ist das Zentralnervensystem betroffen.« Es komme zu hochgradiger Erregung, Angst und großer Unruhe. »Muss sich fortgesetzt beschäftigen. Schlaflosigkeit wegen innerer Unruhe und Blutwallungen. Wandelt Tag und Nacht ruhelos herum, weiß nicht, weshalb. Todesangst, voller Furcht, es möge etwas schlimm ausgehen.

Furcht vor den Menschen, dem Arzt, will allein sein. Selbstmordgedanken, will zum Fenster hinaus.« Außerdem würden heftige Kopfschmerzen, Ameisenlaufen und Zuckungen auftreten.

In Leesers »Lehrbuch der Homöopathie« wird die Wirkung des Jodes auf die Psyche 40 Jahre später so beschrieben:

»Die psychische Verfassung des Jod-Patienten ist heftig irritiert. Besonders sticht eine außergewöhnlich gesteigerte Betriebsamkeit und Aktivität hervor ... Das Arbeitstempo ist gehetzt. Bei dieser Hast versteht man, dass der Jod-Patient bei jedem Widerspruch, der sich ihm entgegenstellt, sehr ungeduldig wird ... In seinem Ungestüm kann der Jod-Patient eine Gewalttat oder einen Mord begehen und weiß nachher kaum mehr, warum. Dieser wilde Zerstörungsdrang kann sich auch gegen sich selbst richten, sodass er sich zum Fenster hinausstürzen oder sonst Hand an sich legen will. Diese Art des Suizids entspricht besonders der explosiven Natur des Jod-Patienten.«

Was Leeser die »explosive Natur« des Jod-Patienten nennt, ist bedingt durch eine funktionelle Störung des Hormonhaushaltes. Die Schilddrüse eines schilddrüsengesunden, aber hoch empfindlich auf Jod reagierenden Patienten reagiert hier verblüffenderweise genau so wie die Schilddrüse eines Schilddrüsenkranken mit autonomen Bereichen (unkontrolliert Schilddrüsenhormone produzierende Bereiche) oder mit einer als ganzer autoimmunstimulierten Schilddrüse (Morbus Basedow). Zusätzliche Jodgaben heizen die Schilddrüse zu einer exzessiven Hormonproduktion an, sodass der derart gequälte Mensch voller Verzweiflung nur noch aus seiner Haut heraus will, um der scheinbar unausweichlichen Qual ein Ende zu bereiten.

Auch in die aktuelle Forschung über Schilddrüsenstörungen haben diese Erkenntnisse inzwischen Eingang gefunden. Die italienischen Endokrinologen Monzani, F. et al. veröffentlichten 1993 ein entsprechendes Statement über »Neurologische und psychische Auswirkungen einer subklinischen Hypothyreose«: »Das Zentralnervensystem reagiert extrem empfindlich auf Veränderungen der Schilddrüsenhormone … Schon seit langem ist bekannt, dass eine Hypothyreose (Schilddrüsenunterfunktion) neurologische und psychologische Störungen hervorrufen können... Die betreffenden Patienten zeigen eine Abnahme der Gedächtnisleistung und eine Zunahme psychischer Dysfunktionen... die Patienten zeigten in stärkerem Maße Ängste, somatische Beschwerden, Hysterie und Merkmale einer Depression. Nach der T4-Therapie nahmen diese Beschwerden wieder ab.«

Auswirkungen auf die Psyche

Der deutsche Schilddrüsenspezialist Peter Pfannenstiel schreibt in seinem 1994 erschienenen Sachbuch über Schilddrüsenerkrankungen: »Die Hypothyreose dokumentiert eindrucksvoll die Bedeutung des Hormonhaushaltes für die seelische Befindlichkeit: Das Interesse an Umfeld und Umwelt schwindet, Lustlosigkeit wächst, die Stimmung verstimmt sich zur Depression. Die Merkfähigkeit lässt nach, das Denken fällt noch schwerer als sonst. Apathie macht sich breit.«

Mary J. Shomon, selber Schilddrüsenpatientin, hat über ihre Erkrankung, eine Hypothyreose, und ihre Erfahrungen mit Ärzten und Betroffenen ein grundlegendes Buch geschrieben, das vor allem Unterfunktionspatienten ein unersetzlicher Ratgeber ist. Darin stellt sie fest: »Mehrere Untersuchungen kamen zu dem Schluss, dass alle depressiven und psychotischen Patienten, sowie alle, die unter mentalen und organischen Störungen litten, Schilddrüsenfunktionstests unterzogen werden sollten. Statt in der Psychiatrie zu landen oder unnötige Antidepressiva zu schlucken, sollten die Patienten gleich zu Beginn getestet werden, um eine über Monate oder Jahre sich hinziehende sinnlose und ineffiziente Behandlung zu vermeiden.« Und: »Viele behaupten kategorisch, dass eine nicht richtig funktionierende Schilddrüse Jod benötige – in welcher Form auch immer ... Gleichzeitig wissen sowohl die alternativen als auch die konventionellen Mediziner, dass die Gabe von Jod oder jodhaltiger Kräuterpräparate das Befinden von Menschen mit Autoimmunerkrankungen der Schilddrüse stark verschlechtern beziehungsweise völlige Erschöpfung verursachen kann ...« Mary J. Shomon unternahm drei Versuche, durch Jodgaben ihre Schilddrüsenfunktion zu normalisieren. Jedes Mal fühlte sie sich aber wochenlang sehr schlecht: »Wieder war ich nach ein, zwei Tagen völlig erschöpft und nach einer Woche kaum noch zu gebrauchen. Ein dritter Versuch führte zum selben verheerenden Resultat, seitdem meide ich Jod. Von vielen Leidensgenossen habe ich Ähnliches gehört. Nur eine Handvoll hatte mit Jod Erfolg gehabt. Weit häufiger waren die Berichte über größere Zusammenbrüche, Tage völliger Abgeschlagenheit und Erschöpfung.«

Erschöpfung und Zusammenbrüche durch Jod

Das sollten Sie wissen:

Psychische Störungen werden oft mit Antidepressiva behandelt, die Lithium enthalten. Dies ist jedoch kontraindiziert, wenn die Störungen durch Jod ausgelöst werden, da Lithium – laut »Rote Liste« – zu Wechselwirkungen mit Jodverbindungen führt und die »strumigene (kropfbildende) Wirkung« verstärkt.

Ein Fallbeispiel:

Am 28.6.1999 stellte Jürgen Fliege in seiner Sendung »Zeitbombe am Hals: die Schilddrüse« einen Patienten vor, der durch zusätzliche Jodgaben

Als Schilddrüsen-kranker in die geschlossene Psychiatrie

schilddrüsenkrank wurde und schwere Depressionen bekam.

Er wurde in die geschlossene Psychiatrie eingeliefert. Dort wäre er wohl heute noch, wenn nicht ein aufmerksamer Arzt seine Schilddrüsenerkrankung (Hypothyreose) erkannt und sie mit der Überjodierung der Lebensmittel in Verbindung gebracht hätte.

Ohne Jod ist Jürgen S., der nach den Erfahrungen seines Leidensweges die Selbsthilfegruppe »Die Schildbürger« gründete, wieder völlig gesund, und seine Botschaft an die Zuschauer lautete deshalb, »bei Vorliegen einer Schilddrüsenüberfunktion oder einer Autoimmunerkrankung der Schilddrüse tunlichst die Finger von jeder Form von Jod zu lassen«.

Literatur:

Ammon Hermann P. T.: »Arzneimittelneben- und -wechselwirkungen. Ein Handbuch und Tabellenwerk für Ärzte und Apotheker«, Stuttgart 1991, hier besonders S. 895.

Leeser, Otto: »Leesers Lehrbuch der Homöopathie«: »Toxikologie des Jodes«, Ulm 1961, S. 221–222.

Monzani, F. et al.: »Neurologische und psychische Auswirkungen einer subklinischen Hypothyreose«, in: »Die Schilddrüse«, ausgewählte Referate der Jahre 1992 bis 1995, Merck KGaA, Darmstadt, S. 110f.

Pfannenstiel, Peter/Schwarz, Werner: »Nichts Gutes im Schilde«, Stuttgart 1994, S. 32.

Shomon, Mary J.: »Die gesunde Schilddrüse«, Goldmann, München 2002, S. 169f., S. 248f.

Stauffer, Karl: »Klinische homöopathische Arzneimittellehre«, Regensburg 1926, S. 358.

Dermatitis herpetiformis Duhring

Erstmals wurde diese Hauterkrankung 1884 von dem amerikanischen Arzt Louis Adolphus Duhring aus Chicago beschrieben und als eigenständige Krankheit erkannt.

Sie ist eine chronische, mit brennendem Juckreiz, Papeln (Pusteln) und Bläschen auftretende Hauterkrankung.

Im akuten Stadium ist der quälende Juckreiz immer vorhanden, auch ohne Hauterscheinungen, und als einziges Symptom.

Die Hauterscheinungen sind kleine, herpesähnliche Knötchen, aus denen, ähnlich wie bei Windpocken, Bläschen werden. Aufgrund des unerträglichen Juckreizes werden sie meist aufgekratzt, sodass es zu einer Krustenbildung kommt. Meist treten sie symmetrisch auf: an den Ellenbogen und Knien, über dem Kreuzbein, am Kopf und an der Stirn-Haargrenze, manchmal auch am ganzen Körper.

Herpesähnliche Hauterkrankung wird durch Jod ausgelöst

Diese Hauterkrankung wird, ebenso wie die Jodallergie, durch Jod erst ausgelöst. Sie ist eine Autoimmunerkrankung.

Da sie oft mit einer Zöliakie einhergeht, gehört zu einer erfolgreichen Therapie außer dem Verzicht auf jedes zusätzliche Jod, Jodpräparaten und jodhaltigen Kontrastmitteln auch eine glutenfreie Ernährung.

Achtung: Wegen ihres herpesähnlichen Erscheinungsbildes kann es zu Fehldiagnosen kommen wie a) Herpes und b) Gürtelrose.

Meist wird erst die Dermatitis diagnostiziert, wenn die Medikamente gegen Herpes und Gürtelrose (sehr teuer) nicht angeschlagen haben.

Literatur:

Ammon, Hermann P. T.: »Arzneimittelneben- und -wechsel-
wirkungen. Ein Handbuch und Tabellenwerk für Ärzte und
Apotheker«, Stuttgart 1991, S. 897.

Braunschweig-Pauli, Dagmar: »Jod-Krank. Der Jahrhundertirrtum«, 2. Auflage Trier 2007.

Merk, Hans F.: »Jodallergien bzw. jodinduzierte Hautveränderungen im Zusammenhang mit jodiertem Salz?«, in:
Großklaus, Rolf/Somogyi, Arpad (Hrsg.): »Notwendigkeit
der Jodsalzprophylaxe«, bga Schriften 1994, S. 55.

»Pschyrembel. Klinisches Wörterbuch«, 259. Auflage, Berlin
2002, S. 350.

»Rote Liste 1999«, Orange, S. 266.

Stiftung Warentest: »Handbuch Medikamente«, 4. Auflage,
Berlin 2001, S. 375.

Diabetes (Zuckerkrankheit)

*Indien schafft
Zwangsjodierung
wieder ab*

Die indische Regierung musste sich hämische Kritik
durch kompromisslose Jodbefürworter (vgl. Artikel im
»Spiegel« vom 13.11.2000: »Sieg des Aberglaubens«)
gefallen lassen, als sie nach nur einjähriger Dauer die
Zwangsjodierung in Indien wieder abschaffte – mit
dem Argument, Jod sei giftig und mache anfällig für
»Krebs, Diabetes und Depressionen«. Aber die jüngsten Forschungen über Zusammenhänge zwischen
Schilddrüsenerkrankungen – auch durch Jod ausgelöste Schilddrüsenerkrankungen! – und Erkrankungen an
anderen Drüsen, »wie besonders am Inselzellorgan des
Pankreas (Diabetes mellitus Typ I)«, (s. Derwahl, K.-M.,
S. 7) geben den zu Unrecht geschmähten Indern auf
ganzer Ebene Recht.

Prof. Derwahl spricht in seinem Vortrag von den »vielfältigen Beziehungen zwischen den Autoimmunerkrankungen der Schilddrüse und dem Diabetes mellitus.« Dabei stellt er fest, dass »Patienten mit einer
Hashimoto-Thyreoiditis oder einem Morbus Basedow
Autoimmunerkrankungen auch an anderen endokrinen Organen« entwickeln, außer an dem schon
genannten Inselzellorgan des Pankreas auch »an den
Nebennierenrinden (Morbus Addison).«

Diabetes auch bei Morbus Basedow und Morbus Hashimoto

»Das gemeinsame Auftreten endokriner Autoimmunerkrankungen wird als pluriglanduläres Autoimmun-
syndrom bezeichnet. Es wird ein Typ I, der sich in der
Kindheit oder Jugend manifestiert ... von einem Typ 2
oder Erwachsenen-Typ unterschieden. Für die Diagnostik und Behandlung von Patienten mit Autoimmunerkrankungen der Schilddrüse ist es wichtig zu wissen,
dass Autoimmunerkrankungen an anderen endokrinen
Organen gleichzeitig mit der Schilddrüsenerkrankung
auftreten oder der Schilddrüsenerkrankung vorausge-
hen oder nachfolgen können.« (Derwahl, S. 7)
In Deutschland gibt es etwa sechs Millionen Diabetiker, und jedes Jahr kommen mehr als 200 000 Neuerkrankungen dazu. Das gibt Betroffenen und Krankenkassen zu denken.
Auf dem Bayerischen Diabetikertag im Juli 2001 in
Erlangen sagte der stellvertretende Bundesvorsitzende
des Deutschen Diabetikerbundes (DDB), Volker
Krempel, dass »rund 80% der Betroffenen ... immer
noch als unzureichend versorgt« gelten, »da sowohl
die Diabetiker als auch die behandelnden Ärzte oftmals zu wenig über die Krankheit informiert sind.«
Und: »Ein schlecht eingestellter Diabetiker kostet die
Krankenkassen fünf bis zehn Mal so viel wie ein gut
eingestellter – bei unserem bald nicht mehr finanzier-

baren Gesundheitswesen ein Paradoxon«, so Krempel. Man sollte noch weiter zurückdenken und versuchen, die bzw. den Auslöser der inzwischen ja offensichtlich epidemisch auftretenden Diabetes-Erkrankung ausfindig zu machen. Und da scheint eine heiße Spur zu dem seit etwa 1995 fast allen Lebensmitteln künstlich zugeführten Jod zu führen.

Jod führt im Körper zu Krankheitsprozessen, die in ihren weiteren Verläufen auch den Ausbruch von Diabetes begünstigen. Denn wenn das zusätzliche Jod nicht die verschiedenen Autoimmunerkrankungen erst auslösen würde, wie Prof. Hotze auf dem 20. Wiesbadener Schilddrüsengespräch ausdrücklich gesagt hat, gäbe es erheblich weniger Menschen mit diesen günstigen Voraussetzungen für eine Diabetes-Erkrankung.

Diabetes durch Jodsalz

Offensichtlich ist etwas dran an der Begründung der Indischen Regierung, dass durch Jodsalz Diabetes ausgelöst wird. Da sich Indien die teure Diabetes-Behandlung nicht leisten kann, wurde dort das einzig Richtige getan, was hier zu tun ist: Die Jodierungsmaßnahme wurde sofort beendet.

Literatur:

Braunschweig-Pauli, Dagmar: »Jod-Krank. Der Jahrhundertirrtum«, Verlag Braunschweig-Pauli, 2. Auflage Trier 2007, S. 237ff.

Droste, Michael: »Kasuistik: Autoimmunthyreoiditis bei Diabetes mellitus Typ I«, S. 9 und

Pfeiffer, Andreas F. H.: »Schilddrüse und Diabetes mellitus«, S. 19, in: Derwahl, Karl-Michael/Hotze, Lothar-Andreas (Hrsg.): »Referate des 18. Wiesbadener Schilddrüsengespräches 2000«.

Diarrhöe → Durchfall

Durchfall (Diarrhöe) – Brechdurchfall

Wenn Jod die Hormonproduktion der Schilddrüse anregt und beschleunigt, kommt es zu einem gesteigerten Stoffwechsel, dessen Hauptsymptom häufige Stuhlgänge bzw. Durchfälle sind. Wer schon einmal einen Fragebogen für eine Schilddrüsenuntersuchung ausgefüllt hat, erinnert sich bestimmt an die Frage, ob Durchfall oder Verstopfung vorliegt.

In Pfannenstiels Handbuch über die Krankheiten der Schilddrüse liest sich das so: »Wenn sich der Körper und seine Organe in aktiver Hektik ergehen, wird nicht ausgerechnet der Darm innen zurück oder außen vor bleiben: er muss sich – mitunter mit oder unter Schmerzen – in hektischer Aktivität ergehen. Das Ergebnis sind häufige Stühle, weich und formlos statt fest und geformt – zu richtigem Durchfall kommt es allerdings nur selten. In jedem Fall wird die Nahrung schlechter verwertet: Kalorien gehen verloren, und in der Aufregung gegen den gesteigerten Energieverbrauch gerät die kalorische Zufuhr vielleicht gerade dadurch ins Hintertreffen. Nur wer vordem an chronischer Verstopfung litt, hat von all dem einen Nutzen: er kann nun normal zu Stuhle gehen.«

Häufige, auch schmerzhafte Durchfälle mit Übelkeit und Erbrechen

Im »Handbuch für Ärzte und Apotheker« steht unter dem Abschnitt: »Gastrointestinaltrakt«: »Symptome der Überdosierung [von Schilddrüsenhormonen, Anm. d. Autorin] sind häufig Übelkeit, Erbrechen und Diarrhöe«.

Als »selten, aber gefährlich« werden im »Handbuch

Medikamente« folgende »unerwünschte Nebenwirkungen« aufgeführt: »Bei Mengen von mehr als einem Milligramm Jodid pro Tag kann es zu Überempfindlichkeitsreaktionen kommen …, die Funktionen von Magen und Darm sind gestört …«

Jodvergiftung kann lebensgefährlich sein

Auch die Jodvergiftung äußert sich u. a. in Form von Erbrechen, Bauchschmerzen und intervallartigen, immer dünner (Achtung: dramatischer Flüssigkeitsverlust!) werdenden Durchfällen, die mit einem Kreislauf-Absturz einhergehen. In so einem Fall muss sofort der Notarzt gerufen werden, weil Lebensgefahr besteht!

Literatur:
Ammon, Hermann P. T.:»Arzneimittelneben- und -wechselwirkungen. Ein Handbuch und Tabellenwerk für Ärzte und Apotheker«, Stuttgart 1991, S. 888.
Giftnotruf Nürnberg vom 6.8.1998:»Kaliumjodid und Natriumjodid«:»Toxizität«.
Pfannenstiel, Peter/Schwarz, Werner:»Nichts Gutes im Schilde«, Stuttgart 1994, S. 137.
Stiftung Warentest:»Handbuch Medikamente«, Berlin 2001, S. 376.

Embolie (Arterienverschluss)

Nach Zuführung von Jod und Jodiden und allen jodhaltigen Verbindungen (z. B. Röntgenkontrastmittel) treten häufig allergische Reaktionen ein, die die Nerven, das Herz, die Gefäße und das Blut betreffen.

Verklumpung der Blutplättchen

Im Falle einer allergischen Reaktion des Blutes kommt es zu einer Verklumpung der Blutplättchen (Erythrozytenagglutination), wobei es zu einem vollständigen oder teilweisen Verschluss von Arterien oder Venen sowie der Herzhöhlen kommt.

Die Folge ist dann ein tödlich verlaufender Herzinfarkt oder eine Embolie (Verstopfung eines Blutgefäßes) in anderen Organen, z. B. der Lunge.

Tödlicher Herzinfarkt

Möglicherweise liefert diese jodallergische Reaktion des Blutes die Lösung für eine bislang nicht zu erklärende Beobachtung bei plötzlichen Herzinfarkten, die bei Untersuchungen an der Londoner Universität gemacht worden ist, und die geeignet ist, das bisherige, schul-medizinisch-konservative Infarkt-Modell zu erschüttern.

Der britische Pathologe Michael Davies stellte nämlich bei der Begutachtung von Arterienabschnitten, in denen ein Infarkt stattgefunden hatte, fest, dass sich bei vier von fünf Infarkten »der Blutpfropf in einem fast nicht verengten Arterienanteil« befand, »der bei einer Untersuchung niemals als besonders gefährlich aufgefallen wäre. Dieses Phänomen kann bisher erst teilweise erklärt werden.« (Leibold, S. 45)

Fälle zur Diskussion:

1. Im Juli 2002 wurde bei der jungen deutschen Schauspielerin Mia Aegerter (Rolle: Xenia in »Gute Zeiten, schlechte Zeiten«, rtl) eine Lungen-embolie festgestellt. Sie wurde notoperiert. Wenn andere Ursachen für diese Embolie mit Sicherheit auszuschließen sind, muss überlegt werden, ob es sich in diesem Fall nicht um eine durch Jod ausgelöste allergische Reaktion des Blutes handeln könnte.

2. Kurz hintereinander starben der italienische Opern-Regisseur Francesco Privitera und der

Lungenembolie

Todesfälle
Deutschland?

italienische Star-Dirigent Giuseppe Sinopoli bei Aufführungen in Deutschland.

Privitera erlag im Juli 2001 am Abend vor dem Beginn der zweitägigen Verdi-Festspiele, deren künstlerischer Leiter er war, im pfälzischen St. Martin einem Herzinfarkt.

Im Oktober 2001 brach Sinopoli in Berlin im dritten Akt der »Aida«-Aufführung an der Deutschen Oper am Dirigentenpult mit einem Herzinfarkt zusammen. Im Herzzentrum Berlin verstarb er.

In Italien wird nicht jodiert. Ich halte es nicht für völlig ausgeschlossen, dass auf Italiener, die keine zusätzlichen Jodgaben in Lebensmitteln kennen, die Hochjodierung in Deutschland wie ein Jodschock wirkt.

Literatur:

Ammon, Hermann, P. T.: »Arzneimittelneben- und -wechselwirkungen. Ein Handbuch und Tabellenwerk für Ärzte und Apotheker«, Stuttgart 1991, S. 898.

Giftnotruf Nürnberg vom 22.10.1999: »Jod«: »Toxizität« (bei Allergie)

Leibold, Gerhard: »Herzinfarkt. Neue Erkenntnisse –Sanftere Therapien«, in: »Natur & Heilen«, 8/2000, S. 45–50.

»Pschyrembel. Klinisches Wörterbuch«, 259. Auflage, Berlin 2002, S. 1389.

Erbsubstanzschädigung

Zu den mineralischen Homöopathika, auf die in der Schwangerschaft verzichtet werden sollte, gehört u. a.

»Arsenicum jodatum« in den Niederpotenzen. Es ist möglicherweise erbsubstanzschädigend. Darauf verweist die Medizinerin Dr. med. Uli Novotny in ihrem im März 2002 in »Natur & Heilen« erschienenen Artikel »Heilkräuter in der Schwangerschaft. Eine harmlose Alternative?«

Arsenicum jodatum

Literatur:
Novotny, Uli: »Heilkräuter in der Schwangerschaft. Eine harmlose Alternative?«, in: »Natur & Heilen«, März 2002, S. 51.

Erektionsstörungen
→ *Fruchtbarkeitsstörungen/Impotenz*

Exophthalmus

Exophthalmus bedeutet das beidseitige, starke Hervortreten der Augäpfel aus den Augenhöhlen bei gleichzeitiger Einschränkung der Augenbewegung.
Dies ist das optisch sehr belastende Hauptsymptom der Autoimmunerkrankung Morbus Basedow und betrifft leider die Mehrzahl – tatsächlich 60% – der Betroffenen.

Augensympto-matik bei Morbus Basedow

Zwar kann jede Form von Hyperthyreose (Schilddrüsenüberfunktion) eine Vergrößerung des Auges verursachen, aber, wie Pfannenstiel differenziert, »nur bei der Basedowschen Krankheit entzünden sich Schleim- und Bindehäute des Auges und das Gewebe in der Tiefe der Augenhöhle, das dabei anschwillt und das Auge ein Stück vor seine Höhle treten lässt … Fast alle

Basedow-Patienten vermerken eine Rötung und ver-
spüren eine Reizung der vorderen Augenabschnitte:
ihre Augen sind tatsächlich ›nahe am Wasser gebaut‹.
Nur relativ wenige aber entwickeln so starke entzündliche Veränderungen an den Anhanggebilden der
Augen, dass die Sehfunktion auf Dauer beeinträchtigt,
das Augenlicht gefährdet ist.«
Pfannenstiel betont unablässig, dass diese Erkrankung
schicksalhaft, also unausweichlich, ist. Aber das stimmt
so nicht, weil in der Medizin nämlich unbestritten ist,
dass sie durch Jod erst ausgelöst wird, weswegen sie
von Spezialisten auch »Jod-Basedow« genannt wird.

Jod-Basedow

Die Gefahr einer Verschlimmerung dieser Augensymptomatik besteht auch bei der Radiojodtherapie.
Es ist sehr schwierig, diese Augensymptomatik zu
behandeln, und ohne Jodabstinenz bleiben die zurzeit
üblichen Behandlungsmethoden wie Kortisonstoßtherapie und Schieloperationen meist erfolglos.

Fälle zur Diskussion:

Neue Operations-
methode

1. Pressebericht im April 1997 über die neue Ope-
rationsmethode von Dr. Neven Olivari (Dreifal-
tigkeitskrankenhaus in Wessling bei Köln) zur
Korrektur von Basedow-Augen:
»Wenn ich jetzt ein Kind anlächle, dann lächelt
es zurück … Mit 18 Jahren merkte ich, dass ich
manchmal Doppelbilder sah, … und meine
Freunde sprachen mich auf meine unnatürlich
großen Augen an.«
Nach der Diagnose »Morbus Basedow« wurden
der jungen Frau verschiedene Schilddrüsenmedikamente einschließlich Hormone verordnet,
aber ihr Zustand verschlechterte sich: »Ich

schluckte neun Tabletten täglich, doch meine Augen quollen immer mehr hervor. Der Lidschlag funktionierte zunehmend schlechter, die Augen entzündeten sich, schmerzten und wurden rot. Ich war lichtempfindlich und hatte ständig Kopfschmerzen.«

Nachts konnte sie die Lider nicht mehr richtig schließen, weil die Augen so weit hervorgetreten waren. Weitere Symptome waren Schweißausbrüche, Herzrasen, Schwindel und zitternde Hände.

2. Westfalen … 2002, aus dem Brief einer Betroffenen an die Autorin:

»… Im Dezember 2000, nach dem Verzehr eines [Fertig]produktes, hatte ich ununterbrochenes übles Aufstoßen und seitdem leide ich an der Refluxkrankheit, mal mehr, mal weniger. Nach erheblicher Gewichtsabnahme und zu später Diagnose am 1. Februar 2001, ich wog noch 44 kg bei 168 cm, wurde eine Überfunktion der Schilddrüse festgestellt.

Ab März veränderten sich meine Augen rapide. Bis im Juni das rechte Auge an der Nase stand. Man machte eine Kortisonstoßtherapie von drei Tagen. Ende August eine Dekompression an der Naseninnenwand. Im Januar dieses Jahres wurde eine Schieloperation durchgeführt.

Dann habe ich von Ihnen [gemeint ist die Autorin in ihrer Funktion als Leiterin der Deutschen SHG der Jodallergiker, Morbus Basedow- und Hyperthyreose-Kranken] Informationsmaterial angefordert, was mir schon sehr geholfen hat,

Traditionelle Behandlungsmethoden

> denn ich wusste wirklich nicht mehr, was ich
> noch essen sollte, auch wegen meines Refluxus
> …«

Literatur:

Ammon, Hermann, P. T.: »Arzneimittelneben- und -wechsel-
wirkungen. Ein Handbuch und Tabellenwerk für Ärzte und
Apotheker«, Stuttgart 1991, S. 899.

Pfannenstiel, Peter/Schwarz, Werner: »Nichts Gutes im
Schilde«, Stuttgart 1994, S. 25, S. 155, S. 157, S. 256.

»Pschyrembel. Klinisches Wörterbuch«, 259. Auflage, Berlin
2002, S. 496.

Fettleibigkeit

Die Meldungen sind alarmierend: »Deutsche werden
immer dicker«, »Weltweit wächst die Anzahl der Dicken. Übergewicht ist eine schwere Krankheit und
müsse als solche behandelt werden, meinen Experten«, »Dramatischer Trend: bundesweites Projekt gegen Übergewicht bei Kindern« und »Immer mehr

*Kinder mit
Alterskrankheiten* Kinder leiden an Alterskrankheiten« wie Gelenkver-
schleiß, Bluthochdruck und Diabetes. »Schuld daran ist
vor allem die ständig steigende Zahl übergewichtiger
Kinder«, wie Martin Wabitsch von der Universitäts-
Kinderklinik Ulm in Leipzig auf der 98. Jahrestagung der
Kinderärzte, Kinderchirurgen und Sozialpädiater
Deutschlands im September 2002 feststellte.

In der Endokrinologie (Lehre von der Funktion der Drüsen und Hormone) ist bekannt, dass die Schilddrüse einen gravierenden Einfluss auf den Fettstoffwechsel hat.
Nimmt man nun, wie bei der gegenwärtigen »Jod-

prophylaxe«, gezielt, aber unkontrolliert Einfluss auf die Schilddrüsen, sind jodinduzierte Erkrankungen, zu denen auch die Unterfunktion und in ihrer Folge die Fettleibigkeit mit allen ihren Beschwerden und Folgeschäden gehört, vorprogrammiert.

Der Radiologe Pfannenstiel schreibt dazu: »Dass der Fettstoffwechsel sich auch von einer Schilddrüsenfehlfunktion aus dem Konzept bringen und in seinen Kreisen stören lässt, ist wenig bekannt, aber durchaus keine Seltenheit. Beispielsweise kann unter dem Einfluss einer Hypothyreose die normative Kraft eines sonst gesunden Körpers nicht immer verhindern, dass das Cholesterin im Blut seine obere Normgrenze missachtet.«

Meist wird darauf verwiesen, dass zusätzliche Jodgaben bei einer bereits bestehenden Schilddrüsenerkrankung wie Überfunktion, Morbus Basedow und Morbus Hashimoto zu lebensbedrohlichen Organschädigungen führen.

Selten oder gar nicht wird dagegen erwähnt, dass ein Überangebot an Jod bei einer normalen Schilddrüsenfunktion die Synthese von Schilddrüsenhormonen hemmen kann. Die Folge ist eine kompensatorische Unterfunktion mit Kropfbildung.

Dick durch zu viel Jod

Und dann führt diese künstlich durch die Überjodierung hervorgerufene Unterfunktion zur Fettleibigkeit.

Literatur:
Ammon, Hermann P. T.: »Arzneimittelneben- und -wechselwirkungen. Ein Handbuch und Tabellenwerk für Ärzte und Apotheker«, Stuttgart 1991, S. 899.
»Fränkischer Tag«: »Deutsche werden immer dicker«, 11.5.2001.

93

Ders.: »Dramatischer Trend. Bundesweites Projekt gegen
Übergewicht bei Kindern«, 19. Juli 2001.

»Gesundheitsschäden durch jodierte Algenprodukte«, in:
»Ernährungs-Umschau« 48 (2001), BgVV, Heft 8, S. 213.

Pfannenstiel, Peter/Schwarz, Werner: »Nichts Gutes im
Schilde«, Stuttgart 1994, S. 93f.

»T-Online Gesundheits-Portal«:
http://t-online.netdoktor.de/feature/uebergewicht.htm.

»T-Online-Alterskrankheiten«: »Immer mehr Kinder leiden an
Alterskrankheiten«, 17.9.2002.

Fieber – Jodfieber

Fieber als allergische Reaktion

Die toxische Wirkung des Jodes kann sich in hohem
Fieber, dem so genannten Jod-Fieber (vgl. Ammon,
S. 895) äußern. Ammon schreibt dazu: »Bei Iod und
Iodiden steht die Überempfindlichkeit gegenüber Iod
im Vordergrund (Iodismus). Sie ist eher dosisabhängig
als allergisch bedingt.« *Allergische* Reaktionen »können
mit Fieber, Exanthemen (großflächige, entzündliche
Hautveränderungen), Iodakne, Iododerma tuberosum,
Urtikaria, Bronchitis, Konjunktivitis, Stomatitis, Iod-
schnupfen, Leukozytose« (Vermehrung der weißen
Blutkörperchen) etc. einhergehen.

Der Giftnotruf Nürnberg führt Fieber als Symptom nach
Jodgaben auch bei → Jodismus an.

Auch bei der → Thyreotoxischen Krise, die durch Jod
ausgelöst wird, kommt es zu hohem Fieber.

Literatur:

Ammon, Hermann P. T.: »Arzneimittelneben- und -wechsel-
wirkungen. Ein Handbuch und Tabellenwerk für Ärzte und
Apotheker«, Stuttgart 1991, S. 895.

Giftnotruf Nürnberg, 6.8.1998: »Jod/Kaliumjodid/Natrium-
jodid«: »Toxizität«.
Stiftung Warentest: »Handbuch Medikamente«, 2001.

Fruchtbarkeitsstörungen/Impotenz

Nach Angaben des Statistischen Bundesamtes hat die Geburtenrate in Deutschland einen neuen Tiefstand erreicht, nachdem sie seit 1990 kontinuierlich zurückgegangen war (in: »Der Spiegel« 7/2002: »Kaum Kinder«). *Tiefstand der Geburtenrate*

Wissenschaftler der Universität Oldenburg werteten im Auftrag des World Wildlife Fund (WWF) Spermienanalysen aus vier deutschen Universitätskliniken aus: in den letzten 40 Jahren war den Untersuchungsergebnissen zufolge die Spermienkonzentration aller Probanden erschreckend zurückgegangen. Bei Hamburger Männern um 70%, bei Magdeburgern um 47% und bei Leipzigern um 34%. Auch in Amerika gab es vergleichbare Ergebnisse. Hier fand man aufgrund von Untersuchungen an Ratten heraus, dass es erkennbare Zusammenhänge zwischen der Einführung des Jodsalzes und dem Rückgang der Spermienzahl gibt. In der deutschen medizinischen Zeitschrift »Ärztliche Praxis« vom März 2000 wurden die entsprechenden Ergebnisse, die im »New Scientist« veröffentlicht worden waren, ziemlich aufrüttelnd in dem Artikel mit der provozierenden Überschrift: »Wenn die Jodierung in die Hose geht. Schilddrüse fein – Hoden klein« aufbereitet. »Forscher meinen, dass der Rückgang der Spermienzahlen bei amerikanischen Männern seit den Fünfzigerjahren möglicherweise auf die Einführung von Jodsalz zurückgeht. *Jodsalz lässt Spermienzahl zurückgehen*

Was zur Vermeidung von Reifungsdefiziten des Gehirns von Neugeborenen dient, hemmt langfristig womöglich männliche Keimdrüsen. Um ihre Vermutung zu belegen, züchteten die Reproduktionsgelehrten Ratten unter Jodmangel und siehe da, die Testikel verdoppelten ihre Größe und produzierten auch mehr Samen.« Dies verstärkte sich noch, wenn weitere Generationen von Ratten jodfrei ernährt wurden.

Deutsche Mediziner dürfte dieses Ergebnis nicht überraschen.

Professor Dr. Ammon schreibt, dass eine »Dauerbehandlung mit Iod und Iodiden ... zu psychischer Depression, Nervosität, Schlaflosigkeit und sexueller Impotenz führen« kann. (S. 895)

Dies betrifft zunächst Schilddrüsengesunde, aber auch durch Schilddrüsenerkrankungen wird das Reproduktionssystem beeinträchtigt. Professor Dr. Hehrmann stellt fest: »Bei beiden Geschlechtern kommt es zu einer Abnahme der Libido und auch zu einer Abnahme der Fruchtbarkeit.« (S. 45)

Impotenz durch Jod

Für Betroffene möglicherweise zu salopp kann man zu Impotenz und Libidoverlust bei Schilddrüsenerkrankungen bei Pfannenstiel und Schwarz lesen: »Der Mann indes, einst zur Potenz erhoben, wird vorübergehend vom Sockel geholt; dass er dabei auch seiner Liebeslust verlustig geht, ist als Anpassungsversuch zu werten. Doch keine Angst! Die Triebvertreibung ist nicht endgültig: unter Therapie findet sich das eine mit dem anderen wieder.« (S. 138)

Die Homöopathie – in der Beobachtung medizinischer Zusammenhänge immer einige Nasenlängen voraus – kennt die potenzbeeinflussende Wirkung des Jodes schon seit fast hundert Jahren. Nach Leeser ist nach

Jodzufuhr bei Männern der Trieb zunächst gesteigert, später vermindert, es kommt zu Samenerguss im Schlaf, Hoden und Vorsteherdrüsen sind erst geschwollen, dann atrophisch (zurückgebildet). (S. 226) Stauffer schreibt über den Jodeinfluss auf die männlichen Geschlechtsorgane: »Verminderter Trieb und temporäre Impotenz oder ständige bei Hodenatrophie und chronischer Vorsteherdrüsenvergrößerung. Das Vorliegen einer Prostataerkrankung gilt in den Jodbädern als Gegenanzeige für den Gebrauch der Trinkquelle.« (S. 361)

Im »Boericke Brevier« über »Homöopathische Mittel und ihre Wirkungen« wird über die spezielle Wirkung des Jodes auf die männliche Sexualität gesagt:»Hoden geschwollen und verhärtet … Verlust der Sexualkraft mit atrophierten Hoden.« (S. 278)

Impotenz – nach wie vor ein Tabuthema – ist nun aufgrund unübersehbarer Fakten gegen den Willen der Betroffenen zu einem offen diskutierten Problem geworden. An der Freiburger Universitätsklinik haben sich Fachärzte zu einem Informationszentrum für Sexualität und Gesundheit zusammengeschlossen und einen Ratgeber (s. Adressen im Anhang) für Frauen erarbeitet, deren Männer an Erektionsstörungen leiden. Immerhin sind das nach Schätzung der Experten etwa fünf bis sechs Millionen Männer, deren Partnerinnen mitbetroffen sind.

Ratgeber bei Erektionsstörungen

Da nur 20% der Betroffenen mit ihrem Problem zum Arzt gehen, versucht man nun, u. a. auch durch den kostenlosen Ratgeber, über die mitbetroffenen Frauen diejenigen betroffenen Männer zu erreichen, die vor einem Arztbesuch zurückschrecken.

Laut einer Pressemitteilung vom 15. November 2001

haben die Bayer AG und GlaxoSmithKline plc (GSK) ein weltweites Co-Promotion Abkommen für die Vermarktung von Vardenafil – eine neue Substanz zur Behandlung der erektilen Dysfunktion – abgeschlossen. Bayer schätzt, dass das maximale Umsatzpotenzial von Vardenafil bei über eine Milliarde Euro im Jahr liegt. »Mit Vardenafil werden wir uns in einem dynamisch wachsenden Markt etablieren – dem Markt zur Behandlung der erektilen Dysfunktion. Ohne Zweifel ist dies ein wettbewerbsintensiver Markt.«

Diese Einschätzung dürfte stimmen, der Markt dürfte sich sogar noch vergrößern – es wird ja weiterjodiert.

Ein Fall zur Diskussion:

Eine Anzeigenserie der Pharmafirma »Pfizer« im Jahre 2002 zum Thema: »Der gesunde Mann« (www.der-gesunde-mann.de) wirbt auch mit einem ganzseitigen Foto von Pele, dem brasilianischen Fußballstar, der auch an Jodallergie erkrankt ist.

Hier kommt er zum Thema Impotenz zu Wort: »Wie ich dazu komme, über Erektionsstörungen zu sprechen? Ganz einfach. Ich bin ein Mann. Jeder Fünfte in Deutschland hat Erektionsprobleme. Das kann sehr belastend werden. Ich verstehe deshalb nicht, warum so viele Männer nicht mit ihrem Arzt darüber sprechen. Dabei ist eines sicher: Erektionsstörungen sind ein medizinisches Problem mit meist organischen Ursachen, für das es Behandlungsmöglichkeiten gibt. Weltweit lassen sich Millionen Männer behandeln. Sprechen Sie mit Ihrem Arzt oder rufen Sie an. Ich würde es tun.«

Literatur:

Ammon, Hermann P. T.: »Arzneimittelneben- und -wechselwirkungen. Ein Handbuch für Ärzte und Apotheker«, Stuttgart 1991, S. 895.

Boericke, W.: »Homöopathische Mittel und ihre Wirkungen«, Leer/Ostfriesland 1995, S. 278.

Braunschweig-Pauli, Dagmar: »Impotent durch Jod?«, in: Balance 3/2002, S. 32ff.

Hehrmann, Rainer: »Schilddrüsenerkrankungen«, Stuttgart 1995, S. 44f.

Leeser, Otto: »Leesers Lehrbuch der Homöopathie«, Ulm 1961, S. 226.

»New Scientist«, Vol. 165, No. 222/S. 12.

Pfannenstiel, Peter/Schwarz, Werner: »Nichts Gutes im Schilde«, Stuttgart 1994, S. 138.

Stauffer, Karl: »Klinische homöopathische Arzneimittellehre«, Regensburg 1926, S. 361.

Glottis-Ödem

s. a. → Atemwegserkrankungen (speziell Asthma – Jodasthma)

»Glottisödem« ist laut »Pschyrembel« »eine ungenaue klinische Bezeichnung für das akute Kehlkopfödem, das mit Heiserkeit, zunehmender Atemnot, Schluckbeschwerden und Fieber einhergeht.
Es besteht Erstickungsgefahr.

Erstickungsgefahr

Jodlösung (Jodtinktur, Lugolsche Lösung) kann »schwere Verätzungen an Ösophagus (Speiseröhre) und Magen und auch Glottis (Kehlkopf) mit Glottisgefahr (akute Erstickungsgefahr durch Ödembildung)« auslösen.

Literatur:
»Pschyrembel. Klinisches Wörterbuch«, 259. Auflage, Berlin 2002, S. 611.
Giftnotruf Nürnberg, den 6.8.1998, »Jod, Symptome nach Jodlösung«.

Haarausfall

Symptom bei Überfunktion und »Heißen Knoten«

Eines der ersten Symptome, die auf eine Überfunktion oder so genannte »Heiße Knoten (autonome Bereiche in der Schilddrüse)«, deuten, ist ein starker Haarausfall. In extremen Fällen fallen sogar die Wimpern aus.

Peter Pfannenstiel, dessen ungewöhnliche Ausdrucksweise viele Betroffene abschreckt, erwähnt dieses Symptom so: »Die Haare sind dem Wärmeausgleich im Weg: sie werden ausfallend.«

Frauen, für die der Haarausfall eine erhebliche psychische Belastung darstellt, dürften dieses Wortspiel kaum lustig finden.

Literatur:
Ammon, Hermann P. T.: »Arzneimittelneben- und -wechselwirkungen. Ein Handbuch und Tabellenwerk für Ärzte und Apotheker«, Stuttgart 1991, S. 897.
Braunschweig-Pauli, Dagmar: »Jod-Krank. Der Jahrhundertirrtum«, 2. Auflage Trier 2007.
Pfannenstiel, Peter/Schwarz, Werner: »Nichts Gutes im Schilde«, Stuttgart 1994, S. 136.

Heiserkeit – Larynx-Ödem

s. a. → Atemwegserkrankungen

Die Symptome sind ein pfeifendes Atemgeräusch, zunehmende Atemnot und Heiserkeit, die bald in völlige Stimmlosigkeit übergeht.

Völlige Stimmlosigkeit

Die toxische Wirkung von Kaliumjodid und Natriumjodid kann, wenn sie eine allergische Reaktion auslöst, zu akut lebensbedrohlichen Ödemen im Kehlkopfbereich mit Erstickung führen:»Toxizität – allergisch: akute Lebensgefahr mit Angioödem und Larynxödem möglich« – s. die Information des Giftnotrufs Nürnberg.

Lebensgefahr

Literatur:
Ammon, Hermann, P. T.:»Arzneimittelneben- und -wechselwirkungen. Ein Handbuch und Tabellenwerk für Ärzte und Apotheker«, Stuttgart 1991, S. 895: Tabelle 48,2.
Giftnotruf Nürnberg, den 6.8.1998:»Kaliumjodid und Natriumjodid«:»Toxizität«.
»Pschyrembel. Klinisches Wörterbuch«, 259. Auflage, Berlin 2002, S. 611, S. 1602.

Herzrasen/Herzrythmusstörungen/ Herzinsuffizienz

Die Jodwirkungen auf das Herz gehören neben Schock und Krebs zu den akut lebensbedrohlichen Gefahren, in die die Jodierung der Lebensmittel die Bürger bringt, und zwar auch solche, die bislang noch nicht herzkrank waren, es nun aber durch die Zwangsjodierung tatsächlich erst werden.

Lebensbedrohliche Jodwirkungen auf das Herz

Schilddrüsenhormone haben Einfluss auf das Reiz-bildungs- und Reizleitungssystem des Herzens.

Ihre Vermehrung bei einer Überfunktion führt deshalb auch zu einer besonderen Belastung des Herz-Kreislauf-Systems und des Herzens, die sich in Form von *Belastung des* Herzrasen, Herzrhythmusstörungen, Herzinsuffizienz *Herzens* und Vorhofflimmern ausprägen kann.

Die Herzfrequenz ist erhöht, und der gesteigerte Sauerstoffbedarf erhöht die Pumpleistung des Herzens, was dann eine Hypertrophie (Vergrößerung) des Herzmuskels zur Folge haben kann.

Patienten mit Morbus Basedow leiden häufig unter einem Mitralklappenprolaps (ballonartige Vorwölbung eines oder beider Mitralklappensegel) und sind deshalb durch Mitralinsuffizienz und Endokarditis (Entzündung der Herzinnenhaut, die zu einem Herzklappenfehler führt) gefährdet. »Die MKP-Prävalenz bei Basedow-Patienten beträgt zwischen 40 und 60% und ist bei bestehender Orbitopathie (Augensymptomatik) offenbar noch höher. Wahrscheinlichste Erklärung für diese Assoziation ist eine mehrere Organsysteme betreffende Autoimmunerkrankung. Vor allem Basedow-Patienten mit myxödematös (durch Wasseransammlung im Gewebe geschwollenen) verdickten Mitralklappen sollten kardiologisch und neurologisch besonders überwacht werden.« (Vgl. Kahaly, S. 117.)

Im »Kursbuch Medikamente und Wirkstoffe« wird vor einem Zuviel an Schilddrüsenhormonen gewarnt: »Ein Zuviel an Schilddrüsenhormonen führt über die Ankurbelung des Stoffwechsels auch zu einer Gewichtsabnahme. Diese Nebenwirkung führt oft zum missbräuchlichen Einsatz von Schilddrüsenhormonen – eine sehr gefährliche Methode, Pfunde zu verlieren:

Das Abnehmen funktioniert nur, wenn sehr hohe
Dosen eingenommen werden – was mit starken
Nebenwirkungen verbunden ist. Es drohen Herzinfarkte und lebensgefährliche Herzrhythmusstörungen.
Sehr hoch ist das Risiko, wenn gleichzeitig Appetitzügler genommen werden.« (S. 480)
Und: »Kombination [von Schilddrüsenhormonen,
Anm. d. Autorin] mit anderen Mitteln: Bei Diabetikern
kann es zu einem Anstieg der Blutzuckerwerte kommen.« (Kursbuch, S. 480)
Im Kapitel 17 »Schilddrüse« wird auch in »Bittere Pillen«
gewarnt: »Die Einnahme von Schilddrüsenhormonen
erhöht – vor allem bei zu hohen Dosierungen – das
Risiko von Herzkrankheiten.« (S. 828)

*Lebensgefährliche
Herzrhythmusstörungen*

Literatur:

Braunschweig-Pauli, Dagmar: »Jodinduzierte Herzerkrankungen«, in: Patientenforum Homöopathie 3/2003, S. 4–8.
Kahaly, G. et al.: »Kardiovaskuläre Symptome der Hyperthyreose«, in: »Die Schilddrüse, ausgewählte Referate der
Jahre 1992 bis 1995«, S. 116f.
Langbein, Kurt/Martin, Hans-Peter/Weiss, Hans: »Bittere
Pillen«, Köln 1999–2001, S. 828.
Maxen, A. v. et al.: »Kursbuch Medikamente und Wirkstoffe«,
Zabert Sandmann, 2. Auflage, München 2000, S. 480f.
Pappert, D./Rossaint, R./Streich, R.: »Anästhesie und Schilddrüse«, in: »Anästhesiologie und Intensivmedizin«, 12/95,
S. 332.

Herzfrequenz

s. a. → Herzrasen, Herzrhythmusstörungen, Herzinsuffizienz

Bei einer Überfunktion kommt es durch die vermehrten Schilddrüsenhormone zu einer Hyperdynamisierung des Kreislaufes mit erhöhter Herzfrequenz. Das kann zu einer Hypertrophie (Vergrößerung) des Herzmuskels führen. »Das Herz-Kreislauf-System hyperthyreoter Patienten ist besonderen Belastungen ausgesetzt, was sich in einer Herzhypertrophie und supraventrikulären Herzrhythmusstörungen äußern kann. Patienten mit Morbus Basedow weisen häufig einen Mitralklappenprolaps auf und sind deshalb durch Mitralinsuffizienz (Herzklappenfehler) und Endokarditis (Entzündung der Herzinnenhaut) gefährdet. Die MKP-Prävalenz bei Basedow-Patienten beträgt zwischen 40 und 60% und ist bei bestehender Orbitopathie (Augensymptomatik) offenbar noch höher.« (Vgl. Merck, S. 116/117.)

Patienten mit Morbus Basedow besonders gefährdet

Literatur:

Ammon, Hermann P. T.: »Arzneimittelneben- und -wechselwirkungen. Ein Handbuch und Tabellenwerk für Ärzte und Apotheker«, Stuttgart 1991, S. 887/895.

Braunschweig-Pauli, Dagmar: Jodinduzierte Herzerkrankungen, in: Patientenforum Homöopathie 3/2003, S. 4–8

»Die Schilddrüse. Ausgewählte Referate der Jahre 1992 bis 1995«, Merck KGaA Darmstadt, S. 116f., S. 128f.

Hirnödem

Durch Jodbehandlung können Hirnödeme auftreten. Zitat aus der deutschen Übersetzung einer französischen Abhandlung:

»Man muss sich in Erinnerung rufen, dass das Jod nicht immer ungefährlich ist, besonders bei bestimmten Krankheiten, welche demgegenüber eine besondere Empfindlichkeit aufweisen. Hautausschläge, Gesichtsödeme und Jodschnupfen gehen vorbei; andere Effekte sind jedoch bedeutend gefährlicher, so z. B. das Hirnödem, welches nicht selten im Laufe von Jodbehandlungen des Cerebralatheroms (Hautzyste im Gehirn) auftritt.«

Die Obduktion von Patienten, die an durch »Jodoform« (jodhaltiges Desinfektionsmittel) ausgelöster Jodvergiftung gestorben waren, ergaben neben einer Verfettung des Herzens und der Leber und der Nierenepithelien auch Ödem und Entzündung der Hirnhäute sowie ein Bluterguss im Gehirn.

Entzündung der Hirnhäute

Literatur:
Lewin, Louis: »Gifte und Vergiftungen: Lehrbuch der Toxikologie«, 6. Auflage, Heidelberg 1992, S. 105, S. 467.
Tixier, Leon/De Seze, Stanislas/Eck, Marcel: »Die Therapie von Cholesterinüberschusserkrankungen«, in: Rev. Med. 54, 204–222, 1937, S. 5.

Hornhautverätzungen/Netzhautablösung

In der Pharmazie und Medizin ist bekannt, dass die gleichzeitige Verabreichung von Jod und Quecksilberverbindungen – die u. a. auch in Amalgamfüllungen sind – zu schweren, irreparablen Hornhautverätzungen führt. Dazu Joachim Knabe in seinem »Lehrbuch der Pharmazeutischen Chemie«: »Jod und Quecksilberverbindungen dürfen auf keinen Fall gleichzeitig appliziert werden. Bekannt sind Erblindungen bei Anwendung von Quecksilberpräparaten am Auge und gleichzeitiger Behandlung der Haut mit Jodtinktur.«

Gefahr der Erblindung

Möglicherweise bietet dies eine Erklärung für die immer häufiger auftretenden Netzhautablösungen, denn Jod wird den Menschen, die meist auch Amalgamfüllungen im Munde haben, über die tägliche Nahrung verabreicht.

Lewin vermerkt in seinem »Lehrbuch der Toxikologie«, dass die »Einspritzung von Jodlösungen bei Netzhautablösung« … Glaskörpertrübung« hervorrufe.

Und die »Intravenöse Gabe von Jodverbindungen zur Krampfaderverödung kann zur Netzhautschädigung bis Erblindung führen«.

Literatur:
Giftnotruf Nürnberg vom 6.8.1998: »Jod«: »Toxizität: Symptome. Allergie«.
Knabe, J.: »Lehrbuch der Pharmazeutischen Chemie«, Stuttgart 1962, S. 58.
Lewin, Louis: »Gifte und Vergiftungen: Lehrbuch der Toxikologie«, 6. Auflage Heidelberg 1992, S. 104f.

Husten → Atemwegserkrankungen

Hyperaktivität

s. a. → ADHS

Die Auswirkungen von Schilddrüsenfunktionsstörungen erstrecken sich auch auf die Psyche, die Persönlichkeit und mentale Fähigkeiten: Der Mensch leidet unter Nervosität, innerer Unruhe, Reizbarkeit, Leistungsminderung, Konzentrationsstörungen und Rastlosigkeit.

Konzentrations-störungen

Wem hier Parallelen zur immer häufiger werdenden Hyperaktivität – auch und vor allem bei Kindern – auffallen, der ist auf der richtigen Spur.

Amerikanische Forscher haben festgestellt, dass eine Konzentrationsstörung mit Hyperaktivität charakteristische Symptome einer allgemeinen thyreoidalen Hormonresistenz (hormonelle Störung der Schilddrüse) sind.

Wegen seiner großen Wichtigkeit – und weil damit vielleicht viele Kinder vor dem problematischen Medikament »Ritalin« bewahrt bleiben könnten – berichte und zitiere ich im Nachfolgenden ausführlich aus dem entsprechenden Referat über diese Forschungsergebnisse von Ciaranello et al. (vgl. »Die Schilddrüse«, S. 310ff.):

»Die Konzentrationsstörung mit Hyperaktivität ist die jetzt gültige diagnostische Bezeichnung für eine Verhaltensstörung, die gemäß der neuesten Fassung des Diagnostischen und Statistischen Manuals Psychischer Erkrankungen (DSM-III-R) durch motorische

Unruhe, Impulsivität, Ablenkbarkeit, Aggressivität, Zerstörungswut u. a. gekennzeichnet ist.«

Laut Ciaranello beginnt die Störung meist im Kindesalter von drei oder vier Jahren.

Problematisch wird diese Verhaltensstörung aber im Schulalter, wo die betroffenen Kinder durch ihr permanentes Stören und ihre Aggressivität schnell zu Außenseitern und »Disziplinarfällen« werden. Meist bleibt es nicht allein bei den Verhaltensauffälligkeiten. Aufgrund der Konzentrationsstörungen kommen Auffassungs- und Lernschwäche dazu.

Die verbreitete Meinung, die Aufmerksamkeitsstörung/Hyperaktivität sei eine auf Kinder und Jugendliche beschränkte Erscheinung, wird von den genannten Forschern widerlegt.

Hyperaktivität bis ins Erwachsenenalter

In der Hälfte aller Fälle bleiben die Symptome bis ins Erwachsenenalter bestehen.

Nach neuesten Schätzungen ist diese Störung auch nicht selten: Im Schulalter liegt ihre Häufigkeit bei 3–10%. Und Jungen sind dabei vier bis acht Mal häufiger betroffen als Mädchen.

Laut Ciaranello sind »Unruhe und Hyperaktivität … aber auch kennzeichnende Symptome einer allgemeinen thyreoidalen Hormonresistenz …«.

Er berichtet von amerikanischen Wissenschaftlern, denen die Ähnlichkeit der Symptomatik aufgefallen war; sie untersuchten Familien, in denen es Fälle von allgemeiner Schilddrüsenhormonresistenz gibt auch darauf hin, ob bei ihnen außerdem auch Konzentrationsstörung und Hyperaktivität öfter auftritt. Und dieser Verdacht bestätigte sich: »Dabei stellte sich bei den Kindern und den Erwachsenen die Konzentrationsstörung/Hyperaktivität als weitaus häufigste Diagnose he-

raus. Von den Erwachsenen hatten 50% der endokri-
nologisch erkrankten und nur 7% der nichterkrankten
Personen im Verlauf ihrer Kindheit eine Konzentrationsstörung mit Hyperaktivität; bei den erkrankten
bzw. nicht erkrankten Kindern lag die entsprechende
prozentuale Quote bei 70% vs. 20% ...«

Auch bei dieser Studie erwies es sich, dass männliche
Patienten mit thyreoidaler Hormonresistenz ein
3,2fach höheres Risiko hatten, an der Konzentrations-
störung/Hyperaktivität zu erkranken als Mädchen oder
Frauen mit dieser Hormonstörung der Schilddrüse.

Jungen und Männer sind stärker betroffen

Professor Pfannenstiel weist in seinem Sachbuch
immer wieder darauf hin, dass – auch genetisch ange-
legte – Schilddrüsenerkrankungen lange, wenn nicht
sogar lebenslang maskiert, also unerkannt und inaktiv,
bleiben können, dass allerdings eine plötzliche und
hohe Jodzufuhr diese bis dato latenten Erkrankungen
zum Ausbruch bringen können. Er nennt das die »Mas-
senenttarnung in den Anfängen der kollektiven Jodversorgung« von Schilddrüsenerkrankungen. (S. 152)
Wenn das für die eben beschriebene thyreoidal
bedingte Hyperaktivität auch gilt – und vieles spricht
dafür –, dann könnte man dieser mittlerweile geradezu epidemisch auftretenden Erkrankung von Kindern
dadurch begegnen, dass Kinder kein zusätzliches Jod,
das ihre Schilddrüsenerkrankung ja erst demaskiert,
erhalten. Wahrscheinlich blieben so viele Kinder von
dieser Konzentrationsstörung verschont, sogar lebenslang. In der Homöopathie ist seit langem bekannt, dass
Jod auf das zentrale Nervensystem wirkt und hochgra-
dige Erregung, große Unruhe, plötzliche Impulse und
Überreizung auslöst. Leeser geht in seinem »Lehrbuch
der Homöopathie« auch direkt auf die bei Kindern

beobachtete Übernervosität ein (S. 222): »Hierher [gemeint sind Unrast, Zerstörungsdrang, große Geschwätzigkeit, Anm. d. Autorin] gehören auch viele von den Kindern, die in der Schule nicht stillehalten können und ihre ganze Kraft verbrauchen, um ruhig zu sitzen und dabei immer nervöser und unkonzentrierter werden, wie man das bei lymphatischen Kindern nicht selten findet. Der Lehrer beklagt sich über diese Unruhe und die daraus entspringende Unkonzentriertheit, und wenn der Lehrer nicht über viel Gleichmut verfügt, bleiben Zusammenstöße zwischen Lehrer und Schüler nicht aus.«

Literatur:

Ciaranello, R. D. et al.: »Konzentrationsstörung mit Hyperaktivität – charakteristische Symptome einer allgemeinen thyreoidalen Hormonresistenz«, in: »Die Schilddrüse. Ausgewählte Referate der Jahre 1992 bis 1995«, Merck KGaA Darmstadt, S. 310f.

Hehrmann, Rainer: »Schilddrüsenerkrankungen«, Stuttgart 1995, S. 37f.

Leeser, Otto: »Leesers Lehrbuch der Homöopathie«, Ulm 1961, S. 221ff.

Pfannenstiel, Peter/Schwarz, Werner: »Nichts Gutes im Schilde. Krankheiten der Schilddrüse«, Stuttgart 1994, S. 137.

Stauffer, Karl: »Klinische homöopathische Arzneimittellehre«, Regensburg 1926, S. 358.

Hyperthyreose

s. a. → *Knoten, heiße*

Sie bedeutet eine Überfunktion der Schilddrüse mit gesteigerter Produktion und Sekretion der Schild-

Schulprobleme häufig die Folge

drüsenhormone, die bei langer Dauer zu einer Herzmuskelschädigung und Osteoporose führt.

Patienten mit Diabetes mellitus entwickeln unter der Hyperthyreose einen erhöhten Insulinbedarf.

Patienten im mittleren und hohen Lebensalter sind durch diese Überfunktion der Gefahr einer lebensbedrohlichen → Thyreotoxischen Krise ausgesetzt.

Eine spezielle Form der Hyperthyreose ist die »jodinduzierte Hyperthyreose«, d. h. die durch Jod ausgelöste Hyperthyreose, der so genannte »Jod-Basedow«. Er entsteht infolge massiver Zufuhr von Jod.

Nach Professor Dr. Usadel zeigen neuere Erkenntnisse, »dass ein großer Teil der Hyperthyreosen jodinduziert ist. Hyperthyreotiker sind gegenüber jodhaltigen Stoffen sensibilisiert. Patienten mit latenter Hyperthyreose sind besonders gefährdet, da für sie bereits die Einmalapplikation von jodhaltigen Präparaten zu lebensbedrohlichen Zuständen führen kann.«

Weiter führt er aus, dass die Therapierbarkeit jodinduzierter Hyperthyreosen erschwert und die Sterblichkeit bei Hyperthyreose-Patienten erhöht sei.

»Aufgrund der dargelegten Verhältnisse ist es dringend notwendig, die Probleme zu kennen, die durch Jod ausgelöst werden können, und die Gefahren, die bei der Diagnostik [z. B. mit jodhaltigen Röntgenkontrastmitteln, Anm. d. Autorin] sowie bei Desinfizierungsmaßnahmen [mit jodhaltigen Mitteln, Anm. d. Autorin] entstehen können, zu vermeiden.«

In der Schweiz, wo seit den frühen Zwanzigerjahren des vergangenen Jahrhunderts jodiert wird, ist die durch Jod ausgelöste Überfunktion schon immer bekannt: In der »Schweizerischen Medizinischen Wochenschrift« wird demzufolge der Jod-Basedow als ein

»aktuelles Krankheitsbild« wie folgt vorgestellt: »Das Krankheitsbild der jodinduzierten Hyperthyreose oder Jodbasedow ist seit der Anwendung von Jod bekannt. Die zunehmende Anwendung jodhaltiger Medikamente und Röntgenkontrastmittel kann besonders in Risikopopulationen (Jodmangelgebiete, hohe Strumaprävalenz, ältere Patienten) zu einer jodinduzierten Hyperthyreose führen … Die jodinduzierte Hyperthyreose ist keine seltene Erkrankung, ihre Symptomatik wird jedoch häufig durch Begleiterkrankungen maskiert. Bei entsprechenden Risikopopulationen sollte an dieses Krankheitsbild gedacht werden.«

Herztod dreimal häufiger

Nach einer neuen Studie an der Universität von Birmingham sind über 60-Jährige, die an einer milden Hyperthyreose leiden, drei Mal häufiger gefährdet, an einem Herztod zu sterben, als ohne diese leichte Hyperthyreose.

»Bereits frühere Studien hatten nachgewiesen, dass subklinische Hyperthyreose mit höheren Raten von Vorhofflimmern einhergeht. An weiteren Befunden hatten sich gezeigt: höhere Herzfrequenz, gesteigertes Demenz- und Alzheimer-Risiko und erhöhte Neigung zu Hüft- oder Wirbelbrüchen.«

Gesteigertes Alzheimer-Risiko

Im »Oldenburger Bio-Boten« vom November 2001 berichtet der Heilpraktiker Hans-Heinrich Jörgensen über diese Forschungsergebnisse und bewertet daraufhin die Situation in Deutschland sehr kritisch: »Dieser Untersuchung kommt besonderes Gewicht für Deutschland zu, da hier durch die breite und in Brot und Wurst nicht mehr deklarierte Verwendung von jodiertem Speisesalz viele solcher milden Hyperthyreosen entstehen.«

Im »Handbuch Medikamente« werden folgende zu-

sätzlichen Maßnahmen bei einer Überfunktion empfohlen: »…Grundsätzlich geht es darum, für Ruhe und
Entlastung zu sorgen und Belastungen zu meiden: kein
fordernder Sport, keine Sonnenbäder, keine Sauna,
keine anregenden Getränke wie Alkohol oder Kof-
feinhaltiges. *Alles Jodhaltige meiden: keine jodhaltigen*
Nahrungsmittel und Mineralwässer, keine jodhaltigen
Medikamente (z. B. Desinfektions- und Röntgenkontrastmittel), nicht im Thermal- und Solebad schwim-
men …«

Alles Jodhaltige
meiden

Ein Fall zur Diskussion:

Polen (Warschau), … 2002
»Sehr geehrte Frau Pauli,
wegen Inkompetenz von unseren Ärzten schreibe
ich Ihnen in der Hoffnung, dass Sie unser Jod-
Problem können lösen. Mein Deutsch ist verros-
tet, aber ich hoffe, dass Sie können mich verstehen.

Ich schreibe aus Polen. Meine Frau hat im April
2002 … Jod-povidone 200 mg, was entspricht 20
mg freies, aktives Jod, durch 11 Tage eingenommen. Nach zwei Wochen landete sie im Krankenhaus mit folgenden Symptomen: Herzklopfen,
Hautirritation, leichtgelbe Haut im Gesicht, allgemeine Schwäche des Körpers. Verdacht-Diagnose
war Hyperthyreoidismus, aber TSH und andere
Blutparameter waren OK. In der Ultraschall-Unter-
suchung erschien ein Knoten. Nach fünf Tagen ist
sie wieder nach Hause zurückgekommen. Seit
dieser Zeit ist ihr Hauptproblem: Haut, Herz,
Augen.

Haut: an verschiedenen Stellen kleine Blutgefäße für ca. 15 Minuten ausgebreitet; außerdem Hautbrennen, die Haut ist sehr trocken und empfindlich bei jeder Berührung;
Herz: manchmal Herzklopfen
Augen: Schwellungen im Augenbereich.
... Unsere Ärzte sagen, dass kein Zusammenhang zwischen Einnahme von Jod-Präparaten und Hautproblemen bestehen kann.
Wir wissen, dass Ihre Meinung ist ganz anders.
Wenn es möglich wäre, wir bitten Sie um einen Rat ...«

Literatur:

Henzen, C./Buess, M./Brander, L.: »Die jodinduzierte Hyperthyreose (Jodbasedow): ein aktuelles Krankheitsbild«, in: »Schweizerische Medizinische Wochenschrift«, 1999, Nr. 129, S. 658–664.

Jörgensen, Hans-Heinrich: »Schilddrüsenüberfunktion lässt Sterblichkeit steigen«, in: »Oldenburger Bio-Bote«, November 2001, S. 4.

»Pschyrembel. Klinisches Wörterbuch«, 259. Auflage, Berlin 2002, S. 752.

»Schon milde Hyperthyreosen lässt Sterblichkeit steigen.« in: »Lancet 358« (2001), S. 961–865, in: »Ärztliche Praxis«, Nr. 79, 2. Oktober 2001.

Stiftung Warentest: »Handbuch Medikamente«, Berlin 2001, S. 379.

Usadel, K. H.: »Zur Problematik der iodinduzierte Hyperthyreose«, in: »Langenbecks Archiv für Chirurgie«, Springer-Verlag 1985, S. 75–78.

Hypertonie → Bluthochdruck

Hypothyreose

s. a.→ Knoten, kalter

Eine Schilddrüsen-Unterfunktion bedeutet, dass die Schilddrüse zu wenig Hormone produziert und die Körperzellen unzureichend mit Schilddrüsenhormonen versorgt werden.

Die angeborene Unterfunktion bei Kindern ist irreversibel, wenn es sich nicht um den so genannten → »Wolff-Chaikoff-Effekt« handelt, dessen Ursache die erhöhte Jodzufuhr der Mutter während der Schwangerschaft ist.

Eine erworbene Hyperthyreose kann u. a. auch durch eine Schilddrüsenentzündung, z. B. Hashimoto thyreoiditis, eine Radiojodtherapie, durch Medikamente oder »massive Zufuhr von Jod« oder Jodmangel verursacht werden.

Hypothyreose durch massive Zufuhr von Jod

Kindliche Hypothyreotiker bleiben in ihrer Entwicklung und geistigen Reife deutlich hinter schilddrüsengesunden Altersgenossen zurück.

Erwachsene Hypothyreotiker zeigen Apathie und psychische Störungen, »Myxödem (Gesichtsödem) mit aufgedunsenem Gesicht u. schlitzförmig verschmälerten Augen … verdickten Lippen, … trockener, rauer und verdickter Haut«, die durch eingelagertes Carotin oft gelblich gefärbt ist. Das Haar ist glanzlos, struppig, die Stimme heiser und tief. Es besteht eine große Schwäche, schnelle Ermüdbarkeit, Gewichtszunahme und extreme Verstopfung, Muskelkrämpfe, Schwerhörigkeit und verlangsamte Reflexe.

Die Behandlung der Hypothyreose erfolgt durch Schilddrüsenhormone. Hermann Ammon informiert in seinem Standardwerk »Arzneimittelneben- und -wechselwirkungen«, dass »90% der erwachsenen hypothyreoten Patienten« mit L-Thyroxin angemessen behandelt werden können. Allerdings warnt er vor der Anwendung von »getrockneter Schilddrüse«, »wegen der Instabilität dieser Präparation beim Lagern«.

Literatur:

Ammon, Hermann P. T.: »Arzneimittelneben- und -wechselwirkungen. Ein Handbuch für Ärzte und Apotheker«, Stuttgart 1991, S. 886.

»Pschyrembel. Klinisches Wörterbuch«, 259. Auflage, Berlin 2002, S. 763

Infektionsanfälligkeit

Grippale Infekte

Jod reizt die Schleimhäute, weswegen es zu einer erhöhten Infektanfälligkeit kommt. Die Atemwege sind empfänglicher für Krankheitserreger, es kommt zu grippalen Infekten mit Fieber, Gliederschmerzen, Schnupfen, Husten, Heiserkeit und Nebenhöhlenentzündungen.

Otto Leeser beschreibt »solche Patienten« als »schlapp, nervös, gereizt« und sie »bekommen ihre Infekte«. »Schnupfen und Konjunktivitis sind außerordentlich heftig. Oft sitzt der Schmerz über der Nasenwurzel. Neben anfallsartigem Niesen kann sich ein asthmatischer Zustand einstellen.« (S. 224)

Jodallergiker, denen es gelingt, sich mit ausländischen, unjodierten Produkten zu ernähren, konnten häufig eine geringere Infektanfälligkeit bei sich feststellen.

Geringere Infekt-anfälligkeit bei Jodabstinenz

Literatur:

Ammon, Hermann P. T.: »Arzneimittelneben- und -wechsel-wirkungen. Ein Handbuch für Ärzte und Apotheker«, Stuttgart 1991, S. 899.

Leeser, Otto: »Lehrbuch der Homöopathie. Mineralische Arzneistoffe«, Bd. II, Ulm 1961, S. 224.

Pfannenstiel, Peter/Schwarz, Werner: »Nichts Gutes im Schilde«, Stuttgart 1994, S. 158.

Jodfehlverwertung

Laut »Pschyrembel« kann eine Jodfehlverwertung ange-boren oder erworben sein. Sie bedeutet eine vermin-derte Oxidation von Jodid zu Jod. Eine mögliche Ursache ist die Hypothyreose.

Die erworbene Jodfehlverwertung und die dadurch erhöhte Zahl der Kröpfe resultiert nach einer Studie des Bundesumweltamtes (Jahresbericht des Bundes-umweltamtes für 1994, S. 197) aus dem durch Über-düngung erhöhten Nitratgehalt der Böden und infol-gedessen der Nahrungsmittel: »Der Mechanismus beruht auf einer Konkurrenz zwischen Jod und Nitrat zugunsten der Nitrataufnahme, sodass daraus ein Jodmangel resultiert.«

Nitratbelastung

Zweitens bindet die im Trinkwasser enthaltene Huminsäure Jod und Jodid im Magen-Darm-Kanal, weswegen weniger Jod aus dem Darm resorbiert wer-den kann.

Huminsäure bindet Jod

Das Bundesgesundheitsministerium bestätigt diese Ergebnisse: »Das aktuelle Konzept zur Jodmangelprophylaxe mit jodiertem Speisesalz dient somit auch zur Kompensation des Mehrbedarfs an Jod infolge dieser Belastungen. Theoretisch könnte man diesen Effekt zwar auch durch die weit gehende Reduktion der Nitrat- und anderer Belastungen herbeiführen, jedoch sind das Nitrat, wie auch andere strumigene Substanzen, natürliche Bestandteile unserer Nahrung ...« (Aktenzeichen 423-7650-05/3;18. August 1998)

Literatur:
Braunschweig-Pauli, Dagmar: »Jod-Krank. Der Jahrhundertirrtum«, 2. Auflage Trier 2007.
Pfannenstiel, Peter/Schwarz, Werner: »Nichts Gutes im Schilde«, Stuttgart 1994, S. 129.
»Pschyrembel. Klinisches Wörterbuch«, 259. Auflage, Berlin 2002, S. 810.

Jodismus

s. a. → Jodvergiftung

Jodismus ist ein Synonym für »Jodvergiftung«. Jodismus tritt immer dort auf, wo Jod zur medizinischen Therapie oder Prophylaxe eingesetzt wird. Deswegen raten Experten immer auch zur Abwägung der Risiken, wenn Jod eingesetzt werden soll, was bei der so genannten landesweiten Jodprophylaxe kaum geschehen sein dürfte.

Die Symptome des Jodismus ähneln denen der Jodallergie (s. → Allergie – Jodallergie). Im Gegensatz zur Jodallergie, die sich sofort zeigt, entsteht der Jodismus jedoch allmählich. In beiden Fällen kann der Krankheitsverlauf tödlich sein, weswegen in allen medizinischen Handbüchern dringend geraten wird: »Unbedingt den Arzt rufen!« (S. »Barmer Lexikon«, S. 263.)

Tödlicher Krankheitsverlauf

Prof. Dr. med. H. P. T. Ammon beschreibt in seinem Kapitel über »Antithyreoidal wirksame Stoffe« (s. »Handbuch für Ärzte und Apotheker«, S. 894) unter dem Abschnitt »Toxizität« die Symptome und den Verlauf des Jodismus: »Bei hohen Dosen von Jod steht die Entwicklung des Jodismus im Vordergrund. Er ist charakterisiert durch Reizzustände von Haut und Schleimhäuten, Jodgeschmack, Schnupfen, Jodkonjunktivitis (Bindehautentzündung), Kopfschmerzen, Gastroenteritis (Schleimhautentzündung von Magen und Dünndarm) und Bronchitis.

Die letale (tödliche) Dosis von Jod beträgt 2 bis 3 g, das sind 30 ml Jodtinktur. Bei der akuten massiven Vergiftung finden sich Verätzungen, Kollaps, metallischer Geschmack, Übelkeit, Erbrechen, Leibschmerzen, Diarrhöe, Temperaturanstieg, Erregungszustände und schließlich Lähmungserscheinungen. Anurie (Nierenversagen) kann sich nach ein bis drei Tagen einstellen, der Tod tritt infolge Kreislaufversagen, Glottis-Ödem (akutes Kehlkopfödem mit Heiserkeit, rasch zunehmender Atemnot, evtl. Schluckschmerzen und Fieber) mit Asphyxie (Atemstillstand) und Lungenödem ein. Im Allgemeinen ist die Prognose der Vergiftung bei rechtzeitiger Behandlung günstig. Berichtet wird über 15 Fälle, bei denen Patienten an Jodvergiftung starben. In 11 Fällen begann die tödliche Erkrankung nach verhält-

Verätzungen

Tod durch Kreislaufversagen

nismäßig niedrigen Joddosen, die über einen sehr kurzen Zeitraum eingenommen wurden.«

Weiter warnt Ammon: »Anorganisches Jod kann sowohl eine Hyper- als auch eine Hypothyreose hervorrufen. Es wird davor gewarnt, jodhaltige Arzneimittel an Patienten, bei denen das Risiko zu einer Thyreotoxikose besteht, zu verabreichen (Patienten mit normaler Schilddrüsenfunktion sollten Jod ebenfalls nur mit Vorsicht verwenden). Kürzlich wurden weitere Fälle von Thyreotoxikose nach jodhaltigen Präparaten bei Patienten mit normaler Schilddrüsenfunktion beschrieben, die mit anorganischen oder organischen Jodverbindungen behandelt worden waren.«

Bei lang anhaltender Jodtherapie wird in der Homöopathie auch die chronische Jodvergiftung beschrieben, die gar nicht so selten ist, »und vor allem durch ärztliche Überdosierung zustande« kommt. (Vgl. Leeser, S. 216.)

Der Toxikologe Louis Lewin beschreibt Jodvergiftung aus schulmedizinischer Sicht und berichtet davon, dass Patienten nach der äußerlichen Bepinselung mit Jod, z. B. der Ohrspeicheldrüse, und der inneren Jodbepinselung, z. B. der Mundhöhle, infolge der daraufhin eintretenden Jodvergiftung gestorben waren. Es kam dabei zu schmerzhaften Magen-Darm-Störungen, schnellem Puls, brennenden Schmerzen im Unterbauch, Urinverhaltung und hohem Fieber, zur Entzündung des Lungengewebes, Atemnot und Herzlähmung.

Lewin führt aus: »Die Verwendung von Jodtinktur zu desinfektorischen Wirkungen an der menschlichen Haut hat wiederholt schwere Vergiftungen erzeugt … Ausgedehnte Jodpinselungen des Operationsfeldes haben einen Jodtod herbeigeführt. Er trat in einem Falle zwölf Stunden später ein.«

Auch die Verwendung von Jodsalz kann zum Jodismus führen. Lewin schreibt weiter: »Nach dem therapeutischen innerlichen und äußerlichen Gebrauch der Jodsalze … entstehen bisweilen außer der katarrhalischen Entzündung der Nasenschleimhaut …, ferner derjenigen der Schleimhaut der Luftwege (Jodasthma), außer Speichelfluss, Nasen- und Lungenbluten, … akute Thyreoiditis (Jodothyreoidismus, Jod-Basedow, Thyreotoxikose) … Die ›Thyreotoxikose‹ kann auch nach relativ kleinen Jodkalimengen entstehen und zum Tode führen …«

Tödliche Thyreotoxikose nach Jodsalzgebrauch

Bei den genannten Gefahren durch Jodgaben, die völlig unkalkulierbar sind, weil sie auch bei geringen Joddosen auftreten können, erstaunt die Beobachtung, dass synchron zur intensiv betriebenen Kampagne für die Jodprophylaxe die durch Jod ausgelösten Gesundheitsgefahren in manchen medizinischen Fachbüchern bagatellisiert bzw. ganz ignoriert wurden.

Als gravierendstes Beispiel für diese wohl als gezielt anzusehende »Symptomauslese« ist das Standardnachschlagewerk für Ärzte zu nennen, der »Pschyrembel«. Bis zur 257. Auflage 1994 findet sich in diesem Klinischen Wörterbuch das Stichwort: »Jodismus … nach längerem Gebrauch u. U. auch bereits einige Std. nach d.ersten Dosis von Jod (v. a. Kaliumjodid) auftretende Sympt.: Jodschnupfen, Jodhusten, Konjunktivitis, Jodausschlag.«

In der 258., neu bearbeiteten Auflage von 1998 fehlt dieses Stichwort, ebenso in der 259. Auflage von 2002 sowie in der 260. Auflage von 2004 und der 261. Auflage von 2007.

Das heißt aber nicht, dass ab 1994 das Auftreten des Jodismus schlagartig aus der medizinischen Praxis verschwunden wäre. Tatsächlich dürfte das Gegenteil der Fall sein, weil die Jodzufuhr nun für alle Bundesbürger sehr hoch und unausweichlich geworden ist. Denn: Seit 1995 wird in Deutschland – heimlich – das Viehfutter jodiert, die so genannte Jodprophylaxe wird seitdem »flächendeckend« durchgezogen, das Bundesgesundheitsamt gibt als eine Art Unbedenklichkeitsbescheinigung das Gütesiegel: »Gesünder mit Jodsalz« heraus.

Gütesiegel: »Gesünder mit Jodsalz«?!

Literatur:

Ammon, Hermann P. T.: »Arzneimittelneben- und -wechselwirkungen. Ein Handbuch für Ärzte und Apotheker«, Stuttgart 1991, S. 894ff., S. 899ff.

»Das Barmer Lexikon. Gesundheit und Medizin von A–Z«, München 1988, S. 263.

»Pschyrembel. Klinisches Wörterbuch«, 255. Auflage, 256. Auflage 1990, 257. Auflage 1994. 258. Auflage 1998, 259. Auflage 2002, 260. Auflage 2004, 261. Auflage 2007.

Giftnotruf Nürnberg vom 6.8.1998: »Jod/Kaliumjodid/Natriumjodid«. »Toxizität«.

Leeser, Otto: »Leesers Lehrbuch der Homöopathie. Mineralische Arzneistoffe«, Ulm 1961, S. 216.

Lewin, Louis: »Gifte und Vergiftungen: Lehrbuch der Toxikologie«, 6. Auflage Heidelberg 1992, S. 104–197.

Stauffer, Karl: »Klinische homöopathische Arzneimittellehre«, Faksimile-Nachdruck (1998) der Stauffer-Erstausgabe, S. 356f.

Jodvergiftung

s. a.→ Jodismus

Der Begriff »Jodvergiftung« ist ein Synonym für den Begriff »Jodismus«. Beide Begriffe werden in der medizinischen Literatur parallel benutzt. Da ich die Symptome im Kapitel → Jodismus zusammengestellt habe, möchte ich hier zunächst einen spektakulären Fall ausführlich zitieren.

Ein Fallbeispiel

Adolf Hitlers Krankengeschichte ist überraschend lückenlos und detailreich dokumentiert. Die Aufzeichnungen seiner drei letzten Ärzte geben minuziös Hitlers Tagesablauf wieder, wie er sich vor und nach einem Essen, vor und nach dem Schlafen, Gesprächen, Reisen, Ansprachen, Besuchen etc. gefühlt hat, krank war, behandelt werden musste, und was er an Medikamenten verabreicht bekam.

Deswegen kann man sich ein deutliches Bild seines Gesundheitszustandes vor allem in den Kriegsjahren von 1939 bis 1945 machen, als er von Dr. Morell mit Jodpräparaten behandelt wurde, womit sich gleichzeitig sein bis dahin glänzender Gesundheitszustand rapide verändert: Er schläft schlecht, bekommt quälende Magen-Darm-Probleme, die sich zu unerträglichen Koliken steigern, er hat Furunkel, seine Augen treten vor, sie tränen und sind meist entzündet. Außerdem wird er nervös bis zur Hysterie, seine Hände und Beine zittern, was schließlich nicht mehr

Hitlers Krankheitsbild

unter Kontrolle zu bekommen ist, und er entwickelt eine unerklärliche Lichtallergie, die man früher nicht an ihm beobachtet hatte.

Seine Krankheitssymptome lesen sich wie eine klassische Aufzählung von Jodschäden durch Jodvergiftung, wie sie Louis Lewin (S. 103ff.) in seinem »Lehrbuch der Toxikologie« beschreibt. u. a. auch durch Einspritzungen von Jod, so wie Hitler sie häufig bekam, werden akute Vergiftungen verursacht, chronische Vergiftungen sind durch die Verwendung von Jodsalz (hoher Verbrauch in Hitlers Haushalt) möglich.

Hitler wurde mit Jod behandelt ...

Aus den Aufzeichnungen von Hitlers Ärzten Brandt, Morell und Hasselbach ist über Hitlers Gesundheitszustand Folgendes bekannt: »... bis 1940 erschien Hitler viel jünger, als es seinem Alter entsprach, danach alterte er schnell ... die Haare wurden grau, ... Zittern von Kopf und Händen wurde bemerkbar, ... eine gewisse Lichtempfindlichkeit, sodass Hitler sich nur ungern dem Sonnenlicht aussetzte. Häufig Pusteln und kleine Nackenfurunkel ... Narben ... Augen ... standen etwas vor (geringer Exophthalmus) ... geringe Asymmetrie der Augenstellung ... das linke Auge ... etwas tiefer als das rechte ... Darmprobleme ... häufig Blähungen und Aufstoßen ... Libido-Abschwächung ... emotional labil ... hysterische Züge ... extreme Schlaflosigkeit ... Verlust der Konzentrationsfähigkeit und des guten Gedächtnisses ... chronische Bindehautentzündung ... heftige Kopfschmerzen ... und heftigste Darmkoliken ... Zittern ... allmählich unerträglich ... variabler Blutdruck ... starke Herzschmerzen

... hochgradig nervös ... schlechtes Aussehen und etwas schwindelig ... Erbrechen ... Kolik und Spasmen ... heftige Entleerungen ... oft Zittern des linken Beines ... Obstipation, kein Stuhl, starke Beschwerden ... leichte Ödeme am Schienbein unter Fingerdruck sichtbar ...Verätzung ... Druck ums rechte Auge ... starken, zeitweiligen Tremor beim Sitzen ... Mandel vergrößert, Drüsen links vergrößert ... Herzdruck ... Hitzegefühl ... Gewichtsabnahme in zwei Wochen ... Klagen Hitlers über Nase, Hals, Rachen ... leichte Schwellung neben dem Kehlkopf ... dumpfer Kopfdruck ... nach dem Schmerzanfall viel stärkeres Zittern von Händen und Füßen ... Beinekzem ... Zahl der roten Blutkörperchen ... an der unteren, ja fast unterhalb der Norm für Männer.« (S. 21ff.)

Als Anfang 1945 die Jodbehandlung endete, hörten bei Hitler tatsächlich auch die furchtbaren Darmkoliken auf.

Er dürfte durch die chronische Jodvergiftung gesundheitlich völlig zerrüttet gewesen sein. Und die durch Jod ausgelösten körperlichen und psychischen Qualen müssen ihm, der so vielen die Hölle auf Erden bereitet hat, bereits schon zu Lebzeiten durchaus als Höllenqualen erschienen sein.

... und entwickelte alle Symptome einer chronischen Jodvergiftung

Ein weiteres Fallbeispiel

Erzählung von Arthur M. Fraederich nach einer wahren Begebenheit im Konradsblatt, der

125

Wochenzeitung für das Erzbistum Freiburg,
13. Mai 1984:

Die seltsame Krankheit
Der alte Herr versteht unterhaltsam zu erzählen;
deshalb besuche ich ihn des Öfteren. Gestern
begann er: »Um ein Haar wäre ich seinerzeit
vergiftet worden, und das von meiner eigenen
Frau! Können Sie sich das vorstellen?«
Nein, das konnte ich nicht, denn ich kannte seine
Frau, diese gutmütige, mütterliche und rührend
um ihren Mann besorgte alte Dame.
»Wir wohnten seinerzeit in Berlin und waren jung
verheiratet«, fuhr er fort. »Gesund und wohlge-
mut, wie es ein junger Ehemann zu sein pflegt,
lag das Leben mit all seinen Herrlichkeiten vor
mir. Bis ich eines Tage feststellen musste, dass es
mit meiner Gesundheit, mit meinen Nerven, zu
hapern anfing.

Plötzliche, Ich schlief schlecht, meine Hände zitterten, und
unerklärliche mein Kopf brannte ständig wie in einem Sonnen-
Beschwerden bad.
Mein Herz schlug unruhig, es stolperte, wie man
das nennt, um sodann wie wild zu galoppieren.
Was war mit mir? Glaubte ich bislang, Bäume
ausreißen zu können, so fühlte ich mich jetzt
zerschlagen und dazu matter und matter werden.
Ich stellte das Rauchen ein, mied den Kaffee und
Alkohol, ging früh zu Bett, kurz, ich tat alles, was
ein Mensch tut, der sich krank fühlt und dessen
Nerven nicht so sind, wie sie sein sollen. Das
nützte alles nichts: mein Gesundheitszustand
verschlechterte sich zusehends. Mein Puls machte

statt etwa 70 Schläge in der Minute 90 und, Tage später, sogar mehr als 100.

Hoher Puls

Da ging ich zum Arzt. Diagnose: Herzneurose. Nun hat ja eine Herzneurose irgendeine Ursache, sei es Aufregung, seelischer Kummer, seien es wirtschaftliche Sorgen. Aber auf alle diesbezüglichen Fragen des Arztes konnte ich mit einem klaren Nein antworten. Die Ärzte – ich hatte inzwischen noch einen zweiten konsultiert – standen vor einem Rätsel, zumal mein Puls immer schneller wurde. Er schlug nun schon 120-mal.

Ich ging in die Universitätsklinik, wo sich namhafte Nerven- und Herzspezialisten meiner annahmen. Untersuchungsergebnis: Keinerlei feststellbare organische Veränderungen, jedoch eine selten beobachtete Steigerung der Herztätigkeit. Ich bekam Beruhigungsmittel verschrieben, sollte viel ruhen, nicht lesen, nicht schreiben, wenig sprechen – aber nichts half, im Gegenteil, mein Herz begann zu rasen; es machte nun schon 140 Schläge.

Herzrasen

Jetzt standen auch diese Kapazitäten vor einem Rätsel. Nach einer neuerlichen Untersuchung stellten sie ein leichte Anschwellung meiner Schilddrüse fest, maßen diesem Umstand jedoch nur eine sekundäre Bedeutung bei (mit Recht, wie sich später ergab).

Wieder drang man mit Fragen in mich, forschte nach allem und jedem in meinem Privatleben – vergeblich; nirgendwo ergab sich auch nur der Anschein einer Ursache meiner seltsamen Erkrankung.

Das Gift kam aus der Küche

Auch ich forschte. Als ich eines Tages im Lexikon las, die Schilddrüse wäre für den Jodgehalt im Körper verantwortlich, und dieses meiner Frau erzählte, erschrak sie …

Anderntags fragte ich den Professor: ›Meine Frau verwendet seit sechs Wochen im Haushalt statt des gewöhnlichen Kochsalzes ein Salz, dem Jod zugesetzt ist. Das haben wir uns aus der Schweiz mitgebracht, wo es – wie auch in anderen gebirgigen Gegenden – als Vorbeugungsmittel gegen den Kropf eingenommen wird. Kann dieses Jodsalz —?‹

Weiter kam ich nicht: Der Professor sprang auf: ›Menschenskind!‹ donnerte er los. ›Noch vierzehn Tage länger dieses Zeug eingenommen, und Sie sind ein toter Mann! – Ihre Frau hat Sie seit sechs Wochen systematisch vergiftet! Sie sind nämlich empfindlich gegen Jod, wie selten ein Mensch. Tausende können Jodsalz einnehmen, und es schadet ihnen nichts; Sie aber dürfen nicht einmal mit Jod in Berührung kommen! – Gott sei Dank! Nun haben wir's! Werfen Sie das Zeug in den Mülleimer.

Nehmen Sie die Beruhigungsmittel regelmäßig weiter, und lassen Sie sich einmal wieder sehen – sagen wir nach drei Wochen.‹

Und tatsächlich: nach einigen Wochen war ich wieder gesund wie zuvor …«

Literatur:

Ammon, Hermann P. T: »Arzneimittelneben- und -wechselwirkungen. Ein Handbuch für Ärzte und Apotheker«, Stuttgart 1991, S. 894.

Leeser, Otto: »Lehrbuch der Homöopathie«, Bd. II, Ulm 1961, S. 216.

Lewin, Louis: »Gifte und Vergiftungen: Lehrbuch der Toxikologie«, 6. Auflage Heidelberg 1992, S. 103ff.

Schenck, Ernst Günther: »Hitler als Patient. Eine medizinische Biografie«, Augsburg 2000, S. 22ff.

Karpaltunnelsyndrom

Zum Karpaltunnelsyndrom kommt es laut »Pschyrembel« (S. 835) durch eine chronische Quetschung des Nervus medianus im Handwurzelkanal (Canalis carpi).

Ein Auslöser dieser Quetschung kann eine Schwellung des umgebenden Gewebes sein, wodurch der Nerv im Handgelenk eingeklemmt wird.

Solche schmerzhaften Gewebeschwellungen wurden im Zuge einer jodinduzierten Unterfunktion beobachtet, die zu ödematösen Prozessen am ganzen Körper, also auch in der Hand führt.

Ödeme infolge jodinduzierter Unterfunktion

Hierbei bewährte sich die einfache Reduzierung der Jodaufnahme, um die Symptome zum Verschwinden zu bringen.

Schulmedizinisch kennt man beim Karpaltunnelsyndrom meist nur die Operation der Hand, wobei allerdings nicht das Risiko von Nervenverletzungen ausgeschlossen werden kann, und außerdem die Ursache, wenn es sich um eine Unterfunktion durch Überjodierung handelt, trotzdem nicht beseitigt wird.

Unterfunktion durch Jod

Ein Fallbeispiel

In »Nahrung, die schadet, Nahrung, die heilt«, Stuttgart 1997, wird der Fall einer jungen Frau geschildert, die sich durch zusätzliche Jodgaben eine Unterfunktion der Schilddrüse zugezogen hatte und infolge dieser Erkrankung, die Gewebsschwellung auslöste, an einem Karpaltunnelsyndrom erkrankte:

»Claudia ging zum Arzt, weil sie seit mehreren Wochen Schmerzen in der linken Hand hatte. Der Arzt stellte fest, dass es sich um ein Karpaltunnelsyndrom handelte, bei dem ein Nerv im Handgelenk schmerzhaft eingeklemmt und das umgebende Gewebe angeschwollen war. Er stellte auch fest, dass Claudia trockene, raue Haut und sprödes Haar hatte und dass ihr Gesicht aufgequollen und blass war. Diese Krankheitszeichen konnten möglicherweise auf eine Unterfunktion der Schilddrüsen hindeuten. Auf seine Frage bestätigte Claudia, dass sie ständig fror, zur Verstopfung neigte und kontinuierlich zunahm. Die Laboruntersuchungen ihres Blutes zeigten, dass ihre Schilddrüse zu wenig Hormone bildete.«

In Claudias Familie gab es mehrere Fälle von Schilddrüsenstörungen, und aus Angst, selber an der Schilddrüse zu erkranken, achtete Claudia auf Lebensmittel mit hohem Jodgehalt in dem Glauben, mit dem zusätzlichen Jod ihre möglicherweise gefährdete Schilddrüse gesund zu erhalten. Gerade der Versuch, eine Schilddrüsenerkrankung prophylaktisch durch Jod zu verhindern führte bei Claudia zu dem gegenteiligen Resultat: Sie scha-

dete ihrer Schilddrüse, die in Wirklichkeit ohne die künstlichen Jodzusätze genügend Hormone produziert hatte. Das überschüssige Jod verhinderte nämllich, »dass die Hormone in den Blutstrom abgegeben wurden«.
Nachdem der Arzt Claudia geraten hatte, den Jodgehalt in ihrer Nahrung gering zu halten, besserten sich die Krankheitssymptome und waren nach einigen Monaten verschwunden.

Literatur:
»Nahrung, die schadet, Nahrung die heilt«, in: Verlag das Beste, Stuttgart 1997, S. 299.
»Pschyrembel. Klinisches Wörterbuch«, 259. Auflage, Berlin 2002, S. 835.
Stauffer, Karl: »Klinische homöopathische Arzneimittellehre«, Regensburg 1926, S. 356f.

Knoten – heiße und kalte

In der medizinischen Umgangssprache hat es sich eingebürgert, von so genannten »heißen« und »kalten« Knoten zu sprechen, obwohl es korrekter wäre, diese als »überaktive« (heiße) und »inaktive« (kalte) Bereiche zu bezeichnen. Im Interesse der Patienten, die bei dem Wort »Knoten« instinktiv zusammenschrecken, wäre ein Umdenken bei dieser Gewohnheit wünschenswert.

Überaktive und inaktive Bereiche in der Schilddrüse

Überaktive, also heiße Bereiche in der Schilddrüse kommen sowohl in Kröpfen als auch in normal großen Schilddrüsen vor. Man muss also nicht unbedingt einen

Kropf haben, um überaktive Bereiche in der Schilddrüse zu entwickeln. Man nennt diese auch »Autonome Adenome«. Sie bewirken die Überfunktion bzw. Hyperthyreose, indem sie auf jede Jodzufuhr mit unkontrollierter Hormonproduktion reagieren, also regelrecht »heiß laufen« und den gesamten Körper über seinen tatsächlichen Bedarf hinaus mit Schilddrüsenhormonen überfluten.

Autonome Adenome

Inaktive, also kalte Bereiche in der Schilddrüse können zu einer Unterfunktion bzw. Hypothyreose führen.
Zum einen kann die Hypothyreose angeboren sein, u. a., wenn z. B. die Mutter in der Schwangerschaft zu viel Jod bekommen hat und die kindliche Schilddrüse auf das Überangebot von Jod durch die Mutter mit der Abnahme der Sekretion von Schilddrüsenhormonen reagiert (s. → Wolff-Chaikoff-Effekt).
Zum anderen ist sie erworben. Zunächst durch so genannte »Autoimmunprozesse«, wie sie bei Schilddrüsenentzündungen (z. B. Hashimoto-Thyreoiditis) auftreten, und dann durch medizinische Behandlung, wenn eine Hyperthyreose u. a. mit radioaktivem Jod behandelt wird.

Risiken von Operation und Radiojod-Behandlung

Ich zitiere P. Pfannenstiel: »Denn Schilddrüsenoperationen oder Hyperthyreosebehandlungen mit radioaktivem Jod sind für den Patienten nicht selten mit einem Aufpreis verbunden: Er wird seine Überfunktion oder seinen Kropf zwar los, muss dafür aber zeitlebens eine chronische Unterfunktion und damit eine Abhängigkeit von Schilddrüsenhormontabletten in Kauf nehmen.«
Auch wer sich als Hyperthyreotiker bei der Einnahme von Schilddrüsenfunktionshemmern nicht an die verordnete Dosis halte, werde womöglich mit einer Hypo-

thyreose bestraft. »Bei älteren Menschen kann die Schilddrüsenunterfunktion auch vom altersbedingten Schwund ihres Schilddrüsengewebes herrühren.« (S. 27)

Die Jodierung schafft hier, wie unschwer zu erkennen ist, katastrophale Behandlungsblockaden: da Jod die Hormonproduktion bei autonomen Adenomen anheizt, für Hyperthyreotiker also reines Gift ist, können die Schilddrüsenfunktionshemmer nur bedingt helfen, weil gleichzeitig das die Schilddrüse unkontrolliert anheizende Jod in Übermengen in unserer täglichen Nahrung ist.

Behandlungs-blockaden infolge der Jodierung

Fazit: Durch die Jodierung können Hyperthyreotiker praktisch nicht zufrieden stellend therapiert werden, weil, wie Ammon schreibt »hohe Jodkonzentrationen … die Wirkung der Jodisationshemmer« aufheben.
Außerdem haben diese so genannten »Jodisationshemmer« (Thyreostatika) meist starke Nebenwirkungen, z. B. sind einige Knochenmark schädigend, andere wieder führen schon nach kurzer Zeit zu schweren Leberschäden, weswegen im »Handbuch Medikamente« gewarnt wird: »Achtung: Wenn Sie schon einmal Medikamente eingenommen haben, die die Schilddrüsentätigkeit hemmen, und dadurch einen Knochenmark- oder Leberschaden erlitten haben, dürfen Sie diese Mittel nie wieder einnehmen.« (S. 380)
Diesen Patienten bleibt dann nur, auf zusätzlich jodierte Lebensmittel zu verzichten. Wie das aber unter der Zwangsjodierung in Deutschland realisiert werden soll, das kann man wohl nur noch von der »Deutsche SHG der Jodallergiker« erfahren. Die aktualisierten Informationen des von Dagmar Braunschweig-Pauli 1995 zusammengestellten »Leitfaden einer von künstlichen Jodzusätzen freien Ernährung – Was wir noch essen

Liste nicht künstlich jodierter Lebensmittel

133

können« finden sich jetzt in dem Ratgeber »Basisartikel JOD. ... Mit den 8 Faustregeln für ›unjodiertes‹ Einkaufen«, Trier 2008 derselben Autorin.

Aber auch Unterfunktionspatienten sind durch die Jodierung der Lebensmittel geschädigt. Laut Prof. Dr. Klaus Mann von der Uniklinik Essen sind sie »nicht nur müde, unkonzentriert und frieren häufig, sie nehmen auch zu, werden depressiv, und die Blutfettwerte steigen an. Irgendwann nimmt der Herzmuskel Schaden und pumpt schwächer. Erhöhte Jodzufuhr kann solche Entwicklungen nicht verhindern, sie unter Umständen sogar beschleunigen.«

Bei einer Hypothyreose werden aber auch oft Thyreostatika (Schilddrüsenfunktionshemmer) überdosiert, was Fettsucht auslösen sowie zu einer Verstärkung einer Arteriosklerose führen kann. (Ammon, S. 899)

Fettsucht

Hinzu kommt eine kanzerogene Wirkung von Thiouracilen.

Erhöhtes Krebsrisiko durch Jodisationshemmer

Jodisationshemmer wie Thiouracile lösen eine vermehrte »Thyreotropin« (schilddrüsenstimulierendes Hormon)-Abgabe aus, wodurch es zur Bildung von so genannten überaktiven (heißen) Bereichen kommt, die offensichtlich eine größere Bereitschaft haben, Krebs zu entwickeln. (Ammon, S. 899)

Fallbeispiele

1. Fall
(aus einem Brief an Dagmar Braunschweig-Pauli, 2002, die Krankengeschichte der H. F.)

»Jodkrank
Als an gesunder Ernährung interessierter Mensch

habe ich der Werbung für Jodsalz früh geglaubt und seit Ende der 80er-Jahre Jodsalz in allen Gerichten verwendet, die wir zu Hause gekocht haben. In Geschäften habe ich mich bewusst für Erzeugnisse entschieden, die Jodsalz statt normales Salz enthielten. Meine Ernährung war außerdem reich an Lebensmitteln, die von Natur aus reich an Jod sind (Fisch, Zwiebeln, Milch etc.). Da in der DDR seit den 80er-Jahren dem Viehfutter systematisch Jod zugefügt wurde, kann man also davon ausgehen, dass meine Nahrung ausreichend Jod enthielt.

Der Jodsalz-Werbung auf den Leim gegangen

Dennoch wurden 1997 bei einer Routineuntersuchung so genannte »heiße« Knoten (Struma nodosa) bei mir diagnostiziert. Sie wurden aber nicht behandelt, da die Werte für die produzierten Schilddrüsenhormone im Normbereich lagen und ich auch keinerlei Krankheitsgefühl hatte. Über mögliche Ursachen einer Schilddrüsenvergrößerung wurde damals nicht mit mir gesprochen. Also lebte ich weiter wie vorher – Jodsalz in praktisch allem, was ich aß.

Im Frühling 2002 kaufte ich mir das Buch »Fit for Fun – Die Strunz-Diät«. In diesem Buch wird u. a. auf die vom Körper benötigte Menge an Spurenelementen eingegangen. Bei der Besprechung von Jod hieß es, dass eine vergrößerte Schilddrüse Ausdruck dessen sei, dass die Schilddrüse Jod benötigt, aber nicht genug Jod zur Verfügung steht und sich deshalb die Schilddrüse vergrößert, um wirklich jedes Quäntchen Jod zu finden, was sich im Blut befindet. Weiter hieß es dort, dass

Jodmangel sich auch in zunehmender Müdigkeit äußert. (Von möglichem Jodüberschuss war an keiner Stelle die Rede!)

Da ich mich in den letzten Jahren zunehmend angestrengter gefühlt hatte von den täglichen Verpflichtungen, glaubte ich nach der Lektüre, die Lösung für mein Problem zu kennen, ging in die Apotheke und kaufte mir Jodtabletten, von denen ich zwei Stück pro Tag (à 100 Mikrogramm) einnahm. Nach einer Woche bemerkte ich ein Druckgefühl im Hals, setzte daraufhin die Jodtabletten ab und suchte zwei Wochen später, als das Druckgefühl nicht nachließ, meinen Hausarzt auf. Diagnose: weiter verstärkte Struma nodosa.

Jodtabletten lösten Druckgefühl im Hals aus

An diesen ersten Arztbesuch schloss sich die übliche Prozedur an, also Ultraschall, Szintigramm und Therapievorschlag (Behandlung mit radioaktivem Jod oder Operation).

In der Zwischenzeit suchte ich meinen Heilpraktiker auf, den ich immer um Rat frage, wenn ich von längerfristigen Krankheitszuständen geplagt bin. Er führte verschiedene kinetische Allergietests mit mir durch und fragte dann: »Wussten Sie eigentlich, dass Sie eine Jodüberempfindlichkeit haben?« Dass ich angesichts meiner Vorgeschichte entsetzt war, muss wohl nicht näher erläutert werden. Außerdem empfahl mir mein Heilpraktiker die Lektüre des Buches »Jod-Krank. Der Jahrhundertirrtum« von Dagmar Braunschweig-Pauli. Was ich dort las, machte meinen Schock erst richtig komplett.

Seitdem kaufe ich nur noch Lebensmittel, die wenigstens jodarm sind … und bin noch auf der Suche nach einer Lösung meines Problems, die nicht Operation oder Jodtherapie heißt.«

2. Fall
Niedersachsen, …2001 (aus einem Brief an die SHG der Jodallergiker, wie ihn die SHG häufig zugeschickt bekommt)

Solche Gutachten dürften zahlreicher geworden sein:

Fachärztliches Gutachten:
»Sehr geehrte Frau Kollegin, … Diagnosen: Struma diffusa et nodosa mit disseminierter Autonomie … Anamnese: Die Patientin habe seit 10 Jahren Schilddrüsenmedikamente. Sie habe bei Stress ein Pochen in der Schilddrüse. Seitdem sie Medikamente nehme, sei ihr Hals dicker geworden … Medikation: L-Thyroxin 25 1x1/d (heute nicht); kein Jodsalz, kein Rö-Kontrastmittel ….«

Fachärztliches Gutachten: bei Struma diffusa und nodosa kein Jodsalz

Literatur:
Ammon, Hermann, P. T.: »Arzneimittelneben- und -wechselwirkungen. Ein Handbuch für Ärzte und Apotheker«, Stuttgart 1991, S. 892f.
Braunschweig-Pauli, Dagmar: »Jod-Krank. Der Jahrhundertirrtum«, 2. Auflage Trier 2007.
Hehrmann, Rainer: »Schilddrüsenkrankheiten während und nach der Schwangerschaft«, in: »Verhandlungsbericht des 15. Wiesbadener Schilddrüsengespräches«, März 1997, Merck 1997, S. 18.

Mann, K. et al.: »Hohe Jodbelastung durch systemische Resorption von Röntgenkontrastmitteln …«, in: »Die Schilddrüse. Ausgewählte Referate der Jahre 1992 bis 1995«, Merck 1995, S. 36–37.

Braunschweig-Pauli, Dagmar: »Basisartikel JOD. Basisinformationen zur ›generellen Jodsalzprophylaxe‹. Mit den 8 Faustregeln für ›unjodiertes‹ Einkaufen«, Trier 2008.

Pfannenstiel, Peter/Schwarz, Werner: »Nichts Gutes im Schilde«, Stuttgart 1994, S. 24f., S. 26f.

Stiftung Warentest: »Handbuch Medikamente«, Berlin 2001, S. 379f.

Konjunktivitis → Bindehautentzündung

Konzentrationsschwäche

Sowohl Über- wie Unterfunktion der Schilddrüse kann zu Konzentrationsschwäche führen.

Hyperaktivität und Apathie

Bei der Überfunktion ist es die Übernervosität und innere Unrast (s. → Hyperaktivität), die keine Konzentration aufkommen lässt.

Bei der Unterfunktion, bei der zu wenig Schilddrüsenhormone produziert werden, kommt es zu einer allgemeinen Verlangsamung sämtlicher Körperfunktionen und auch der Denkfähigkeit. Sie führt zu Müdigkeit, Leistungs-, Konzentrations- und Gedächtnisschwäche.

Literatur:
Leeser, Otto: »Leesers Lehrbuch der Homöopathie. Mineralische Arzneistoffe«, Bd. II, Ulm 1961, S. 222.

Pfannenstiel, Peter/Schwarz, Werner: »Nichts Gutes im Schilde«, Stuttgart 1994, S. 196, S. 211.

»Pschyrembel. Klinisches Wörterbuch«, 259. Auflage, Berlin 2002, S. 763.

Kopfschmerzen

Jodhaltige Präparate und Jodisationshemmer können Kopfschmerzen und Schwindel auslösen.

Daran muss gedacht werden, wenn eine drastische Zunahme an Kopfschmerz- und Migränepatienten in Deutschland festgestellt wird. Nach Angaben von Medizinern der Duisburger Klinik für Psychosomatik und Neurologie leiden inzwischen allein rund zwei Millionen Männer an regelmäßigen Migräne-Attacken. »Nach Angaben der Migräne Liga, einem Selbsthilfeverband, belasten die migränebedingten Arbeitsausfälle die Volkswirtschaft jährlich mit mehr als 3,5 Milliarden Euro.« (Bericht im »Fränkischen Tag«, 3. Juni 2002)

Drastische Zunahme von Migräne-Patienten

Auch Kinder sind in den letzten Jahren immer häufiger von Kopfschmerzen betroffen, wie auf der »T-Online-Gesundheits-Website« vom 23. September 2002 mitgeteilt wurde.

Demnach stellen Kinderärzte seit Jahren fest, dass immer mehr Kinder unter Migräne und Kopfschmerzen leiden. Im Vorschulalter sind das schon 20%, und am Ende der Schulzeit mehr als die Hälfte aller Kinder.

Eine Untersuchung belegte, dass 90% der Kinder bis zum 12. Lebensjahr schon einmal Kopfschmerzen gehabt hatte.

Wissenschaftler vermuten aufgrund bestimmter Hinweise, dass dabei die Ernährung eine Rolle spielt. Sie sollte möglichst ohne Antigene sein, und im Einzelfall muss indiviuell ausgetestet werden, ob der Verzicht auf bestimmte Nahrungsmittel wie z. B. Kuhmilch, Schokolade, Eier, Käse, Schweinefleisch, Konservierungs- und Lebensmittelfarbstoffe die Migräne bessert.

Zur Diskussion:

Schweiz: Volkskrankheit Nr. 1 ist der Kopfschmerz. Wird er auch durch die Jodierung ausgelöst?

Bekanntermaßen sind vor allem die Schweizer besonders von Kopfschmerzen geplagt, das ist sozusagen eine eidgenössische Volkserkrankung. In der Schweiz wird aber auch seit Beginn der Zwanzigerjahre des vergangenen Jahrhunderts das Speisesalz jodiert. Bisher hat niemand an einen möglichen Zusammenhang gedacht – aber ob man das nicht einmal tun sollte?

Ein Fall zur Diskussion:

In den Behandlungsprotokollen von Hitlers Leibarzt Dr. Morell, der ihn mit verschiedenen Jodpräparaten behandelte, werden immer wieder »starker Kopfdruck« und »heftige Kopfschmerzen« erwähnt, die den Patienten bis zu seinem Tode plagten.

Literatur:

Ammon, Hermann P. T.: »Arzneimittelneben- und -wechselwirkungen. Ein Handbuch für Ärzte und Apotheker«, Stuttgart 1991, S. 895f.

Leeser, Otto: »Leesers Lehrbuch der Homöopathie. Mineralische Arzneistoffe«, Bd. II, Ulm 1961, S. 226.

www.migraeneliga-deutschland.de

Schenck, Ernst Günther: »Hitler als Patient. Eine medizinische Biografie«, Augsburg 2000, S. 104, S. 135, S. 138f. etc.

Krebs

Jod gehört zu den kanzerogenen Stoffen. Demnach müsste es im Sinne der Verordnung mit dem Gefahrensymbol des Totenkopfes mit gekreuzten Gebeinen und der Gefahrenbezeichnung »giftig« gekennzeichnet sein. (Verordnung zum Schutz vor gefährlichen Stoffen – GefahrstoffVO vom 26.10.1993, BGBI I, 1782, 2049) Es erhöht die Nitrosaminbildung um mindestens das 6fache, wenn nicht noch weitere steigernde Effekte hinzukommen, wie z. B. Thiozyanat (im Speichel) und Chlorogensäure (im Kaffee). Die Anwendung von Schilddrüsenhormonen, die z. T. ja auch an Jod gebunden sind, führt zu verdoppeltem Brustkrebsrisiko, das sich bei Langzeittherapie noch weiter erhöht.

Thyreostatika (Jodisationshemmer) wie Thiouracile können indirekt zu Krebs führen, indem sie die Schilddrüse zur Neubildung von Adenomen anregen, in denen sich Krebsgeschwulste entwickeln können.

Auch die Behandlung mit Radiojod (s. → Radiojodtherapie im Anhang) ist hochproblematisch. Die Behandlung mit Radiojod birgt die – von Medizinern als gering eingeschätzte – Gefahr, dass sich ein Schilddrüsenkrebs entwickelt. »Etwas größer ist das Risiko bei Jugendlichen. Es steigt mit der Dosis und kumulativ bei wiederholter Exposition. Bei Kindern unter 15 Jahren sollten selbst diagnostische Dosen nur mit Vorsicht angewandt werden.« (Vgl. Ammon, S. 899.)

Übrigens: Der Autorin ist eine Krebsstation bekannt, auf der die Patienten bei ihrer Entlassung darauf hinge-

Jod ist krebserregend

Brustkrebsrisiko verdoppelt

Schilddrüsenkrebs

Jodierte Lebensmittel beschleunigen Tumorwachstum

wiesen wurden, dass jodierte Lebensmittel das Tumorwachstum beschleunigten und dass sie auf keinen Fall jodierte Lebensmittel, auch keine deutschen Fleisch- und Milchprodukte (wegen der Viehjodierung) essen dürften, wenn die Krebsbehandlung erfolgreich sein sollte ...

Leider stritten die behandelnden Mediziner diese Tatsache, die von Patienten weitererzählt worden war, nach Befragung entsetzt ab, sodass nun zu befürchten ist, dass diese Warnung aus Angst der Ärzte vor Reglementierung entfällt.

Im »Handbuch Medikamente« der Stiftung Warentest wird zwar vorsichtig, aber unmissverständlich davor gewarnt, bei vorliegendem Schilddrüsenkrebs – was man logischerweise auf andere Krebsarten übertragen sollte – Jodide zu sich zu nehmen. (S. 375)

Über die Kanzerogenität des Jodes gibt eine weitere interessante Quelle in einer Abhandlung des Schweizer Jodbefürworters Prof. H. Bürgi Auskunft, die ich hier zunächst in ihrem englischen Original wiedergebe:

»Carcinogenicity

Iodate has never been tested for carcinogenicity, in contrast to bromate, which is a recognized renal carcinogen. The International Agency for Research on Cancer has concluded in the monograph for potassium bromate that ›potassium bromate is possibly carcinogenic to humans‹, based on ›inadequate evidence‹ for carcinogenicity in humans, but ›sufficient evidence‹ in experimental animals.

In view of the structural analogy and the physicochemical similarity between bromate und iodate, we must seriously consider whether iodate could also present a certain carcinogenic hazard.«

142

In deutscher Übersetzung:
»Kanzerogenität
Jod ist niemals [das ist ein Irrtum der Autoren Bürgi et al., Anm. d. Autorin] auf seine Kanzerogenität untersucht worden, im Gegensatz zu Brom, das als Nierenkrebs erregend bekannt ist. Die ›International Agency for Research on Cancer‹ hat in der Monografie über Brom beschlossen, dass ›Brom möglicherweise für Menschen Krebs erregend ist‹ … Im Hinblick auf die strukturelle Analogie und die physiochemische Gleichheit zwischen Brom und Jod müssen wir seriöserweise in Betracht ziehen, dass Jod auch ein gewisses Krebsrisiko darstellt.«

Ich kann nur allen raten, die Krebserkrankungen, egal an welchem Organ, vermeiden möchten, oder die bei einer bereits bestehenden Krebserkrankung eine wirkungsvolle Krebsdiät einhalten wollen, konsequent auf Lebensmittel mit künstlichen Jodzusätzen zu verzichten.

Mein Rat bei Krebserkrankungen

Literatur:
Ammon, Hermann P. T.: »Arzneimittelneben- und -wechselwirkungen. Ein Handbuch für Ärzte und Apotheker«, Stuttgart 1991, S. 889, S. 899.
Braunschweig-Pauli, Dagmar: »Jod-Krank. Der Jahrhundertirrtum«, 2. Auflage Trier 2007, S. 162ff.
Bürgi, H. et al.: »The Toxicology of Iodate: A review of the Literature«. In: »Thyroid«, vol. 11, nr. 5, 2001, S. 453.
Franklyn, J. A, et al.: »Mortality after the treatment of hyperthyreodism with radioactive iodine«, in: »New England Journal of Medicine« 1998/338/S. 712–718.

Lathia, D./Kloep, D.: »Einfluss von Nahrungsmittelinhalts-
und -zusatzstoffen auf die Nitrosaminbildung unter physiologischen Bedingungen – ein kurzer Überblick«, in:
»Ernährung (Nutrition) Bd. 11, Nr. 2, 1987, S. 98–101.
Stiftung Warentest: »Handbuch Medikamente«, Ausgabe
2001, S. 375.

Kreislaufkollaps

Der bei Jodallergie auftretende Kreislaufkollaps ist der
tödliche Vasomotorenkollaps.
Er ist ein peripheres Kreislaufversagen durch Gefäß-
erweiterung mit plötzlichem Blutdruckabfall.

Jodinduzierter Schock führt zum tödlichen Kollaps

Er kommt vor bei Infektionskrankheiten, Intoxikation,
Schock, Allergie.
Ich halte es für sehr wahrscheinlich, dass so mancher
tödliche Kreislaufkollaps auf die unerkannte Jodallergie
zurückzuführen ist, wobei die Gefahr einer Jodallergie
bei der bei uns üblichen Hochjodierung gewachsen ist
bzw. weiter wächst.

Literatur:

Ammon, Hermann P. T.: »Arzneimittelneben- und -wechsel-
wirkungen. Ein Handbuch für Ärzte und Apotheker«,
Stuttgart 1991, S. 894.
»Pschyrembel. Klinisches Wörterbuch«, 259. Auflage, Berlin
2002, S. 1738.
»Rote Liste« 1999, Orange, S. 266.

Kropf (Struma)

Die Jodsalz-Prophylaxe soll bekanntermaßen eine Kropfbildung verhindern.

Damit wird bei der Bevölkerung der Eindruck erweckt, Jodsalz verhindere zum einen grundsätzlich einen Kropf, und zum anderen bekäme man erst einen Kropf, wenn man kein Jodsalz verwende.

Beides sind Trugschlüsse.

In der medizinischen Fachliteratur ist es eine unbestrittene Tatsache, dass dagegen Schilddrüsenvergrößerungen nicht unbedingt die Folgen eines so genannten Jodmangels sind.

Die Trugschlüsse der Jodsalz-Prophylaxe

Für die Entstehung eines Kropfes gibt es außer dem unermüdlich vorgebrachten Jodmangel weitere *noch nicht genau bekannte Faktoren*: extrazelluläre Matrix, Immunglobuline, Heterogenität des Wachstums der Schilddrüsenzellen, somatische Mutationen des TSH-Rezeptor-Gens, Mutationen von G-Proteinen.

Und weitere *bereits bekannte Faktoren* wie: Zink- und Selenmangel, Vitamin A- und D-Mangel, Huminsäure (im Trinkwasser) und Nitrat (Überdüngung der Böden). Jodmangel macht also nur ein kleines Steinchen im Mosaik der Kropfbildungsmöglichkeiten aus und man kann auch jeden anderen oben aufgeführten kropfbildenden Faktor isoliert als Kropfbildner bezeichnen, wenn man es unbedingt auf Ungenauigkeit anlegt.

Es gibt viele Kropfauslöser

Literatur:

Ammon, Hermann P. T.: »Arzneimittelneben- und -wechselwirkungen. Ein Handbuch für Ärzte und Apotheker«, Stuttgart 1991, S. 899.

»Deutschland – ein Jodmangelgebiet wird vom Bundesumweltamt in Zweifel gezogen!«, in: »Jahresbericht des Bundesumweltamtes für 1994«, S. 197.

Haubold, Helmut: »Der Kropf, eine Mangelerkrankung«, Schriftenreihe über Mangelerkrankungen«, Heft 4, Stuttgart 1955.

Pfannenstiel, Peter/Schwarz, Werner: »Nichts Gutes im Schilde«, Stuttgart 1994, S. 20, S. 258, S. 129ff.

Pfannenstiel, Peter/Hotze, Lothar-Andreas: »Neue und vergessene Aspekte der Therapie von Jodmangelstrumen«, in: »Verhandlungsbericht des 14. Wiesbadener Schilddrüsengespräches«, Februar 1996, S. 9, S. 14, S. 18.

Larynx-Ödem

s. a. → Atemwegserkrankungen

Aufgrund der Toxizität von Kaliumjodid und Natriumjodid ist die Entstehung eines Larynx-Ödems (Kehlkopf-Ödem) als allergische Reaktion möglich: »... allergisch: akute Lebensgefahr mit Angioödem und Larynxödem.«

Akute Lebensgefahr

Literatur:
Giftnotruf Nürnberg, den 6.8.1998: »Kaliumjodid und Natriumjodid«: »Toxizität«.

Libidoverlust

s. a. → Fruchtbarkeitsstörungen/Impotenz

Eine Dauerbehandlung von Jod und Jodiden führt, nach Ammon, auch zu sexueller Impotenz.

In der Fachliteratur kennt man den verminderten Sexualtrieb vornehmlich bei Hypothyreotikern, obwohl auch Jodallergiker darüber berichten.

Impotenz

Peter Pfannenstiel beschreibt dieses spezielle Symptom der Unterfunktion in seiner bereits bekannten flotten Sprache, über die Betroffene sicher nicht schmunzeln können: »Ungestillt bleiben in diesem Zusammenhang auch noch andere Bedürfnisse; manches Betttreffen endet im Frust«, da die Hypothyreose zur Impotenz führt. »Abgesehen davon, dass unter der Hypothyreose nicht nur die Mannes-, sondern auch die Zeugungskraft leidet, und überdies die hypothyreote Frau zur Unfruchtbarkeit neigt – mithin neben der allgemeinen Produktivität auch die spezielle Reproduktivität dicke und lange Abstriche hinnehmen muss.«

Literatur:

Ammon, Hermann P. T.: »Arzneimittelneben- und -wechselwirkungen. Ein Handbuch für Ärzte und Apotheker«, Stuttgart 1991, S. 895.

Braunschweig-Pauli, Dagmar: »Jod-Krank. Der Jahrhundertirrtum«, 2. Auflage Trier 2007, S. 172ff.

Pfannenstiel, Peter/Schwarz, Werner: »Nichts Gutes im Schilde«, Stuttgart 1994, S. 197.

Lichtempfindlichkeit – Lichtallergie

Durch das tragische Schicksal einer prominenten Persönlichkeit (Freitod von Hannelore Kohl) geriet die Licht- oder Sonnenallergie in die Schlagzeilen.

Bis dahin hatte man allgemein nie etwas von einer Krankheit namens »Lichtallergie« gehört, weswegen man sie für sehr selten und rätselhaft und auch unbehandelbar hielt. Dass das gar nicht der Fall ist, zeigen zahlreiche Belege aus der medizinischen Fachliteratur, aus denen hier die wichtigsten Stellen angeführt werden sollen.

Zwar kann die Sonnenallergie, eine spezielle Form der Lichtallergie, auch durch Medikamente ausgelöst werden, z. B. durch Tetracycline (Antibiotika), Chinolone (gegen Harnwegsinfektionen), Antimykotika (gegen Pilzinfektionen), Anthelminthika (gegen Würmer) und Salicylsäure und ihre Derivate, aber Medikamente sind nicht ausschließlich die Auslöser für die in unterschiedlicher Intensität vorkommenden Lichtempfindlichkeit.

Ursachen der Lichtallergie

Die unter den Fachbegriffen »Fotosensibilität«, »Fotodermatose/Lichtdermatose«, »Fotophobie« und »Fototoxizität« in medizinischen Fachbüchern behandelten Krankheitserscheinungen sind polymorph, d. h. vielgestaltig, auch in ihren Ursachen. Zu ihnen gehören außer den bereits erwähnten Medikamentengruppen auch Schilddrüsenerkrankungen, Lebensmittelfarbstoffe (z. B. E127) und Jod.

Man unterscheidet zwei Gruppen der Fotosensibilität:
- die erworbene, die sich durch die oben genannten Auslöser erst im Laufe des Lebens mehr oder weniger stark entwickelt und mit einigem Erfolg behandelbar ist, vor allem, wenn man den allergieauslösenden Stoff richtig erkennt und weglässt. Und
- die angeborene bzw. erbliche Lichtempfindlichkeit, die meist schon im Kindesalter tödlich verläuft.

Wer sich schon einmal einer Schilddrüsenuntersuchung hat unterziehen müssen – und das ist laut
Expertenaussage schon jeder dritte Deutsche –, der
wird sich zweifellos an die Warnung des behandelnden
Endokrinologen erinnern, die sich auf die im Zusammenhang mit der Schilddrüsenerkrankung stehenden
Licht- oder Sonnenempfindlichkeit bezieht: »Vermeiden Sie direkte Sonneneinstrahlung, und bitte keine
Sonnenbäder, das vertragen Sie nicht mehr.«

Tatsächlich gehört zu den klassischen Symptomen
einer Schilddrüsenüberfunktion, von autonomen Bereichen in der Schilddrüse und von Morbus Basedow
die so genannte Wärmeintoleranz, auch »Fotophobie«
genannt. Es kommt dabei durch Lichteinfluss zu
Augensymptomen wie Schleiersehen, verstärktem
Tränenfluss und Doppelsehen.

Schilddrüsen-
kranke sind licht-
und sonnen-
empfindlich

Fast 90% der Patienten mit Morbus Basedow entwickeln diese milde bis sehr ausgeprägte »endokrine
Orbitopathie« (Autoimmunerkrankung der Augenmuskeln), wobei auch der Grad der Lichtempfindlichkeit dem Grade der Orbitopathie entspricht.

Sie beginnt meist schleichend mit Augenbrennen und
erhöhter Lichtempfindlichkeit und kann sich bis zur
Gesichtsfeldeinschränkung (Grad VI) steigern. Linde-
rung können zum einen symptomatische Maßnahmen
wie Tränenersatzmittel und dunkle Brillengläser ver-
schaffen, zum anderen kann eine deutliche Verbesserung dieses Krankheitszustandes aber auch erreicht
werden, wenn Jod, das bei Schilddrüsenüberfunktion
und Morbus Basedow im Übrigen streng kontraindiziert ist (weil es die Symptome verstärkt und die
Krankheit verschlimmert), konsequent weggelassen
wird.

Man muss im Übrigen nicht unbedingt schilddrüsen-krank sein, um eine starke Lichtempfindlichkeit zu ent-wickeln.

Erstaunlicherweise berichten schilddrüsenkranke und schilddrüsengesunde Jodallergiker unabhängig vonein-ander, dass sie in den letzten sechs bis sieben Jahren eine immer schlimmere Lichtempfindlichkeit entwi-ckelt haben: »Ich konnte selbst bei bedecktem Him-mel nur mit der Sonnenbrille im Wohnzimmer sitzen.«

Zusammenhänge zwischen Jod und Lichtempfind-lichkeit

Nachdem sie aber der ärztlichen Anordnung, kein Jod mehr zu sich zu nehmen, gefolgt waren, legte sich überraschenderweise auch die extreme Lichtempfind-lichkeit. Wer früher sogar bei bedecktem Himmel die Sonnenbrille brauchte, um den durch Licht ausgelös-ten Tränenstrom zu verhindern, brauchte auf einmal gar keine Sonnenbrille mehr.

Auch bei Sonnenschein nicht.

Ein mögliche Erklärung finden wir, wenn wir uns noch mal die Leitsymptome des homöopathischen Arznei-mittelbildes des Jodes anschauen: »Hitze und Sonnen-bestrahlung verschlimmern« ebenso Wärme, auch im warmen Raume. Die Augen sind lichtscheu, häufig kommt es zu einem Augenlidkrampf mit subjektiven Lichtempfindungen.

Erythrosin (E 127)

Schauen wir uns als nächstes den jodhaltigen Lebens-mittelfarbstoff »Erythrosin« an. Das ist derjenige Lebens-mittelfarbstoff, der die stärkste bis jetzt belegbare foto-toxische Reaktion auslöst, der rote Farbstoff »Erythrosin« (E127), der für Süßigkeiten, Obstkonserven, z. B. Cock-tailkirschen, und Marmeladen verwendet wird.

Auch bei diesem Stoff trifft man wieder auf Jod, und zwar auf eine Menge, die gewichtsmäßig mehr als die Hälfte des Gewichtes des Farbstoffes ausmacht.

Das Katalyseinstitut für angewandte Umweltforschung veröffentlichte schon 1992 eine hochbrisante, fatalerweise aber völlig ignorierte Stellungnahme zu diesem Farbstoff, deren Kernaussagen ich ihrer Wichtigkeit halber hier ausführlich zitiere:

»Eine Neubewertung wird möglicherweise auch durch eine Studie amerikanischer Physiologen notwendig, die zu der Feststellung gekommen sind, dass Erythrosin zu einer Reihe von Substanzen gehört, die unter dem Einfluss von Licht bei Tieren und Menschen zu Gesundheitsschäden führen können.

Man spricht von Fototoxizität oder Fotosensibilisierung.

Dabei handelt es sich um einen Vorgang, bei dem eine in den Körper gelangte Substanz vom (Sonnen-)Licht Energie aufnimmt und diese an ein Zielorgan, z. B. die Haut, weitergibt.«

Dann entstehen ausgedehnte entzündliche Rötungen, Schwellungen und eine Schuppung der Haut, was leicht mit einem Sonnenbrand verwechselt werden kann. Es kommt außerdem zu Haarausfall.

»Als Beispiel sei der Fall einer 63-jährigen Frau geschildert, bei der sich nach Sonnenbestrahlung im Süden Frankreichs Ekzeme auf den unbedeckten Hautregionen bildeten, die sich erst zu Hause wieder zurückbildeten.« Es kam zu mehreren Rückfällen, die zu akuten Beschwerden mit ausgedehnten Verletzungen und Fieber führten, und schließlich »kann die Frau ihr Haus vor Eintritt der Dunkelheit nicht mehr verlassen … schließlich gelangt sie durch Zufall an eine Klinik, die zurzeit gerade eine Untersuchung mit Lebensmittelfarbstoffen durchführt … Nur Erythrosin führt zu einem … Ergebnis mit den entsprechenden Symptomen. Die

Die Frau konnte ihr Haus vor Einbruch der Dunkelheit nicht mehr verlassen

Ärzte raten ihr daraufhin, gefärbte Lebensmittel – insbesondere solche mit E127 – zu meiden.«
Danach trat eine vollständige Besserung der Beschwerden ein.

Wenn es tatsächlich, wie die entsprechenden Leitsymptome nahe legen, das Jod in Erythrosin war, das die Fotosensibilisierung ursächlich ausgelöst hat, erklärt sich die Besserung des Zustandes der Patientin zu diesem Zeitpunkt allein durch das Weglassen des jodhaltigen Farbstoffes bei sonst unjodierten Lebensmitteln.

Ab 1995 fast vollständige Jodierung der Lebensmittel

In Deutschland werden ab 1985/86 Mineralfuttergemische für Nutzvieh und ab 1995 in steigendem Maße die Lebensmittel jodiert, sodass nun auch fast sämtliche Lebensmittel jodiert sind.
Das ist ungefähr auch der Zeitpunkt, ab dem immer mehr Menschen unter einer so genannten Lichtempfindlichkeit leiden, deren Ursache jedoch, weil man Jod bislang nicht in Betracht gezogen hat, unerkannt geblieben ist.

Es gibt Bemerkungen von Patienten, die einen plötzlich Zusammenhänge erkennen lassen, wenn man die toxische Wirkungsweise bestimmter Gefahrenstoffe kennt.

»Ich verbrenne von innen«

Klagt ein Patient mit Lichtallergie außerdem beispielsweise noch über ein brennendes Gefühl (»Ich verbrenne von innen«), dann ist möglicherweise eine weitere deutliche Spur zu Jod als Krankheitsauslöser gelegt.
Die Giftinformationszentrale der medizinischen Klinik 2 des Klinikums Nürnberg Nord nennt u. a. als Symptome einer akuten Jodvergiftung schwere Verätzungen

der Speiseröhre und des Magens, Brennen von Lippen und Schleimhäuten und Augen, Übelkeit und Erbrechen.

Treffen diese Beschwerden oder nur eine von ihnen mit den Symptomen einer Licht- oder Sonnenallergie zusammen, muss unbedingt abgeklärt werden, ob Jod als Auslöser der Lichtallergie in Frage kommt. Ist das dann wirklich der Fall, muss der Patient eine Diät ohne künstliche Jodzusätze einhalten.

Für eine jodfreie Diät muss wegen der in Deutschland überwiegend jodbelasteten Lebensmittel aus Sicherheitsgründen unbedingt auf ausländische Lebensmittel (z. B. aus Frankreich, Italien, Spanien, Israel, Nordafrika, Polen, Irland, Schottland) ausgewichen werden.

Jodfreie Diät mit ausländischen Lebensmitteln

Bedenkenswert ist es schon, dass man immer auch auf Jod als möglichen Krankheitsauslöser stößt, wenn man sich intensiv mit den Formen der Lichtallergie befasst. So weist interessanterweise Japan, das Land mit dem höchsten natürlichen Jodvorkommen der Erde, weltweit auch die höchste Rate an erblichen Lichtüberempfindlichkeiten (Xeroderma pigmentosum) auf: einer von 40 000 Japanern leidet an dieser Lichtallergie. In den USA, wo sich aufgrund der Verwendung eines jodhaltigen Mehlbleichmittels auch sehr viel Jod in den Lebensmitteln – vor allem im Brot – befindet, aber eben doch nicht so viel wie in Japan, leidet dagegen nur einer von 250 000 Amerikanern an der erblichen Xeroderma pigmentosum.

Ich halte es für sehr gut vorstellbar, dass das unterschiedliche Jodangebot ursächlich an der unterschiedlichen Verbreitung dieser Krankheit beteiligt ist.

Der Ärzteverband Deutscher Allergologen schätzt laut Pressenotiz vom 14.7.2001, »dass bei zunehmender

Tendenz bis zu 20% aller Menschen darunter [gemeint ist die Lichtallergie, Anm. d. Autorin] leiden«.

Allerdings ist das kein unabwendbares Schicksal. Man kann den Schadstoff Jod, der häufig die Ursache für das Auftreten einer Lichtallergie sein dürfte, ja wieder aus den Nahrungsmitteln herauslassen. Neben dem gesundheitlichen Vorteil, den unjodierte Lebensmittel haben, gibt es außerdem auch einen wirtschaftlichen: Die Produktion unjodierter Lebensmittel ist preisgünstiger, da Jodsalz ja erheblich teurer ist als unjodiertes Salz.

Schadstoff Jod aus den Nahrungsmitteln herauslassen

Ein Fallbeispiel:

Brandenburg, November 2002

»Sehr geehrte Frau Braunschweig-Pauli,
… Es ist jetzt fast acht Monate her, dass ich keine mit künstlichem Jod angereicherte Nahrung mehr zu mir nehme. Ganz besonders wichtig ist für mich, dass sich meine Augen, die mich aufgrund der Lichtallergie durch Jod fast in die Verzweiflung getrieben hätten, so entscheidend gebessert haben, dass mir mein Leben nun wieder lebenswert erscheint. Für alles möchte ich mich vielmals bei Ihnen und der Selbsthilfegruppe bedanken, …«

Lichtallergie verschwand nach Jodverzicht

Literatur:

Ammon, Hermann P. T.: »Arzneimittelneben- und -wechselwirkungen. Ein Handbuch für Ärzte und Apotheker«, Stuttgart 1991, S. 1130, S. 1139, S. 1165, S. 1184, S. 1187, S. 1191, S. 1202.

Braunschweig-Pauli, Dagmar: »Lichtallergie durch Jod«, in: Balance, 4/2001, S. 8f.

»Die Schilddrüse. Ausgewählte Referate der Jahre 1992 bis 1995«, Merck Darmstadt, S. 206.

Hehrmann, Rainer: »Schilddrüsenerkrankungen«, Stuttgart 1995, S. 196, S. 201.

Katalyseinstitut f. angewandte Umweltforschung (Hrsg.): »Was wir alles schlucken«, Rowohlt 1992.

Leeser, Otto: »Leesers Lehrbuch der Homöopathie«, Ulm 1961, S. 227.

Pfannenstiel, Peter/Schwarz, Werner: »Nichts Gutes im Schilde«, Stuttgart 1994, S. 166.

»Pschyrembel. Klinisches Wörterbuch«, 258. Auflage 1998, Stichworte: Lichtdermatosen, Sonnenallergie, Xeroderma pigmentosum.

Stauffer, Karl: »Klinische homöopathische Arzneimittellehre«, 13. unveränderte Auflage, Stuttgart 1998, S. 357.

Ders.: »Symptomen-Verzeichnis«, 11. unveränderte Auflage, Stuttgart 1994, S. 59, S. 334.

Lupus

Mit der Jodierung ist auch die Verschreibung von Thyreostatika (Jodisationshemmer) dramatisch angestiegen.

Zu den seltenen, aber gefährlichen Nebenwirkungen von Thyreostatika gehört die Entwicklung von Symptomen der Autoimmunerkrankung »Lupus erythematodes«, in welchem Falle die Behandlung abgebrochen werden muss. Die Krankheit äußert sich u. a. in Form von Hautblutungen infolge von Schädigungen der Gefäßwände, Hautausschlägen, Lichtempfindlichkeit und Geschwürbildungen an Schleimhäuten.

Gefährliche Nebenwirkungen von Thyreostatika

155

Nach Absetzen des Medikamentes verschwinden die Symptome allerdings wieder. »Die Lupus-ähnlichen Symptome betreffen Haut und Gelenke sowie Milz und Blut.« (Vgl. Ammon, S. 900.) In Deutschland sind etwa 80 000 Menschen von »Lupus erythematodes« betroffen. Bei Asiaten und Afrikanern tritt diese Krankheit häufiger auf.

Enzym gegen Lupus im Frühstadium entwickelt

Wissenschaftler aus Washington, London und Essen haben ein Enzym entwickelt, das im Frühstadium ein Fortschreiten dieser Erkrankung verhindern kann, leider aber nicht mehr, wenn die Niere bereits zerstört ist.

Ausführliche Informationen erteilt die Lupus Erythematodes Selbsthilfegemeinschaft (s. → Adressen im Anhang).

Literatur:

Ammon, Hermann P. T.: »Arzneimittelneben- und -wechselwirkungen. Ein Handbuch für Ärzte und Apotheker«, Stuttgart 1991, S. 900.

»Neue Hoffnung bei Lupus«, in: »Fränkischer Tag«, 31. Mai 2000.

»Pschyrembel. Klinisches Wörterbuch«, 259. Auflage, Berlin 2002, S. 994.

Stiftung Warentest: »Handbuch Medikamente«, Berlin 2001, S. 381.

Magen-Darm-Störungen – Morbus Crohn

Wie Ammon (S. 899) schreibt, sind Magen-Darm-Störungen die typischen Anzeichen von Jodismus, denn »Jod führt durch Reizung von Schleimhäuten zu Stomatitis (Entzündung der Mundschleimhaut), und

Gastroenteritis (Schleimhautentzündung von Magen und Dünndarm).

Im Allgemeinen treten die Wirkungen des Jodes nur nach höheren Dosen auf, es sei denn, es liegt eine Überempfindlichkeit vor. Im Zusammenhang mit dem Jodismus können Schmerzen der Speicheldrüse auftreten.«

Jodinduzierte Schleimhautreizungen von Magen und Dünndarm

In der Homöopathie geht man noch genauer auf die durch Jod ausgelösten Verdauungsprobleme ein, und diese sind: »Gastritis (Entzündung der Magenschleimhaut), Magen- und Zwölffingerdarmgeschwür, Mesenterialdrüsentuberkulose (Darmtuberkulose), Bauchspeicheldrüsenentzündung, Cholecystopathie (Dünndarmerkrankung), jeweils mit heftigem Heißhunger und reichlichem Durst, Hunger mit Schwächegefühl, …« (Vgl. Leeser, S. 227.)

Weitere Symptome: die Zunge ist dick und dunkel braun-grün belegt (so genannte »Teerzunge«). Der Magen schmerzt, es kommt zu Krämpfen und Speiseerbrechen, später zu Magengeschwüren, Magenverhärtung, Krebs und Blutungen. Der Darm ist entzündet mit starken Kolikanfällen und Blähsucht. Die Durchfälle sind wässrig. Die Leber ist auf Druck empfindlich, sticht und ist geschwollen. Die Bauchspeicheldrüse ist entzündet und vergrößert.

Teerzunge

Darmkoliken

Ein Fallbeispiel:

Wegen der makabrerweise geradezu bilderbuchhaften Symptome einer durch Jod ausgelösten Magen-Darm-Störung wird hier wieder Hitler angeführt. Sein medizinischer Biograf schreibt:

Fallbeispiel:
Magen-Darm-
Störungen

»… denn ab Ende Mai 1943 begann Hitler immer
häufiger über die Unverträglichkeit von Speisen
und Verdauungsbeschwerden zu klagen …«
»Gerade hier [gemeint ist sein Lieblings-Wohnort,
der Obersalzberg, Anm. d. Autorin] hatte er auch
heftigste Darmkoliken und 1943 und 1944 erhebliche Verdauungsstörungen, die zu besonderen
Verpflegungsmaßnahmen zwangen.«
Nach den kalendarischen Aufzeichnungen seines
Leibarztes Dr. Morell ab 1940 bis 1945 konstatiert
der Mediziner Dr. Schenck: »Das von Hitler
geäußerte Beschwerdebild ist höchst komplex
und nicht auf einen einheitlichen Nenner zu
bringen.«
Nach diesem Kalendarium steht fest: »1940: …
während des Frankreich-Feldzuges im Mai/Juni
1940 befand sich Hitler, wie Morell seiner Frau
berichtet, in bestem Gesundheitszustand.«
Nebenbei bemerkt gab es in Frankreich damals
auch keine Jodierung der Lebensmittel.
Bereits ein Jahr später, am 7.8.1941, ändert sich
dieser Gesundheitszustand und soll sich von da
an immer weiter verschlimmern. Das Befindlich-
keits-Tagebuch gibt wieder:
»7.8. … Darmgase; Stuhl seit 3 Tagen breiig …
Bauch gespannt und Darmbewegung, Temperatur
etwas erhöht: 38 Grad Celsius, … Medikamente:
… *Septojod* [Hervorhebung der Autorin] …« (Vgl.
Schenck, S. 58f, S. 104, S. 131.)

Literatur:
Ammon, Hermann P. T.: »Arzneimittelneben- und -wechsel-
    wirkungen. Ein Handbuch für Ärzte und Apotheker«, Stutt-
    gart 1991, S. 888, S. 898f.

Klee, Ernst: »Deutsche Medizin im dritten Reich. Karrieren vor und nach 1945«, Frankfurt 2001, S. 283, S. 325.

Leeser, Otto: »Leesers Lehrbuch der Homöopathie. Mineralische Arzneistoffe«, Bd. II, Ulm 1961, S. 220, S. 224, S. 227.

Pfannenstiel, Peter/Schwarz, Werner: »Nichts Gutes im Schilde«, Stuttgart 1994, S. 180.

Schenck, Ernst Günther: »Hitler als Patient. Eine medizinische Biografie«, Augsburg 2000, S. 58f., S. 104, S. 131.

Stauffer, Karl: »Klinische homöopathische Arzneimittellehre«, Regensburg 1926, S. 360.

Morbus Basedow – Jod-Basedow

»Basedow« heißt diese Autoimmunerkrankung der Schilddrüse nach ihrem Entdecker, dem Merseburger Arzt Adolf von Basedow (1799–1854), der auch ihre Erscheinungsformen beschrieb.

»Jod-Basedow« wird diese Erkrankung deshalb genannt, weil sie besonders auch durch Jod ausgelöst werden kann.

Dann kommt es zu einer fehlgeleiteten Autoimmunreaktion, und die Schilddrüse beginnt, Antikörper herzustellen, die sich gegen das Organ selber richten, aber auch andere Körperorgane zerstören.

Ihre drei Hauptsymptome sind Herzjagen, gleichmäßig vergrößerte Schilddrüse und aus ihren Höhlen hervorquellende Augen.

Hauptsymptome: Herzjagen, vergrößerte Schilddrüse und hervorquellende Augen

Das Herz-Kreislauf-System ist extremen Belastungen ausgesetzt, weswegen Morbus-Basedow-Patienten häufig einen Mitralklappenprolaps (Veränderung der Herzklappen) bekommen. Sie sind deshalb durch Mitralinsuffizienz (Herzklappenfehler mit Schließunfähigkeit der Mitralklappe infolge narbiger Schrumpfung der Herzinnenhaut) und Endokarditis gefährdet.

Gefährlich: Belastung von Herz und Kreislauf

Zwischen der Basedow-Hyperthyreose und dem Mitralklappenprolaps scheint eine enge Beziehung zu bestehen. »Die MKP-Prävalenz bei Basedow-Patienten beträgt zwischen 40 und 60% und ist bei bestehender Orbitopathie (Augensymptomatik) offenbar noch höher. Wahrscheinlichste Erklärung für diese Assoziation ist eine mehrere Organsysteme betreffende Autoimmunerkrankung. Vor allem Basedow-Patienten mit myxödematös verdickten Mitralklappen sollten kardiologisch und neurologisch besonders überwacht werden.« (»Die Schilddrüse«, S. 116/117)

In »Bittere Pillen« steht unter dem Stichwort: »Schilddrüsenüberfunktion (z. B. die Basedowsche Krankheit)«: »Laut einer amerikanischen Statistik leiden 20 von 100.000 Einwohnern an der Basedowschen Krankheit. Magerkeit, Nervosität, erhöhte Herzfrequenz und Verdauungsstörungen sind die häufigsten Symptome der Überfunktion der Schilddrüse. Oft fallen das Hervortreten der Augen, weite Pupillen, weit offene Lider auf. Auch bei dieser Störung schwillt die Schilddrüse an – gefährlich ist dabei hauptsächlich die Belastung von Herz und Kreislauf.«

Man macht auch Jodzufuhr für die Entstehung dieser Krankheit verantwortlich

Obwohl die Ursachen noch nicht ausreichend erforscht sind, macht man für die Entstehung dieser Krankheit zu einem kleineren Teil jodhaltige Medikamente verantwortlich.

»Die hohe Rückfallquote der einmal Erkrankten wird« auf besonders jodhaltige Lebensmittel zurückgeführt. »Patienten mit Schilddrüsenüberfunktion dürfen vor allem kein jodiertes Speisesalz verwenden. In Ländern, in denen kaum nicht-jodiertes Salz angeboten wird, muss daher auf Titro-Salz (aus der Apotheke) oder auf pflanzliche ›Salzmischungen‹ (aus Reformhäusern) ausgewichen werden.« (S. 829)

Ein Fallbeispiel:

Manchmal gibt es glücklicherweise auch erfreuliche Krankheitsverläufe bzw. eine vollständige Heilung. Zum Mutmachen deshalb folgende Geschichte:

Vollständige Heilung durch Homöopathie

Die Patientin ist gesund
Ein Fallbeispiel für die rasche Wirkung des in diesem Fall homöopathischen Phospors bei Immunthyreoiditis mit ärztlich induzierter Schilddrüsenüberfunktion – von Elisabetha Weigelt (Ärztin), Universitätsklinikum Heidelberg, in: »Homöopathie aktuell«, 2/2000.
»Am 8. März 1999 erschien die 24-jährige Patientin erstmals in meiner Nachmittagssprechstunde. Anamnestisch berichtete die Patientin über eine seit einiger Zeit bestehende Immunthyreoiditis, weshalb eine tägliche Hormonsubstitution mit L-Thyroxin 50 eingeleitet worden war. Im Januar 1999 musste diese jedoch abgesetzt werden, da sich unter dieser Schilddrüsen-Medikation eine beginnende T3- Hyperthyreose (Überfunktion) bei leicht erhöhter TSI-AK entwickelt hatte.
Während der Erstkonsultation … schilderte die trotz ihrer Beschwerden offen und sympathisch wirkende Patientin seit kurzem bestehende innere Unruhe mit depressiven Gemützszuständen, Reizbarkeit, Haarausfall, Heißhunger auf Süßes,

trotzdem Gewichtsverlust und eine klinisch nachweisbare Sinustachykardie in Ruhe von 120/Minute. Überhaupt fühle sie sich nicht mehr sie selbst und leide sehr unter der chronischen Reizbarkeit und Nervosität.

In der Zwischenzeit bestätigten die am 26. Februar 1999 entnommenen Blutwerte das Bild einer manifesten Hyperthyreose ...

Nach reiflicher Überlegung und in Absprache mit der Patientin, die auf Carbimazol und Beta-Blocker vorerst verzichten wollte, entschied ich mich noch am selben Nachmittag aufgrund des Beschwerdebildes für eine Gabe Phosphorus C 200 (drei Globuli), mit der strengen Auflage, sich bei mir nochmals wegen ihrer Beschwerden in den nächsten Tagen, zumindest telefonisch, zu melden.

Am 11. März rief mich die Patientin in der Sprechstunde an und berichtete mir sehr freudig, dass alle Beschwerden wesentlich besser, das Herzrasen, der Haarausfall verschwunden seien, ebenso wie die innere Unruhe und der Heißhunger auf Süßes.

Um die thyreotische Stoffwechsellage erneut zu überprüfen, wurde von mir nochmals eine Blutentnahme und Kontrolluntersuchung beim Nuklearmediziner angeordnet, die am 18. März stattfand und ein erstaunliches Ergebnis lieferte. Die Laboruntersuchung vom 18. März 1999 ergab ...: Sämtliche peripheren Schilddrüsen-Werte lagen wieder im Normbereich bei lediglich erniedrigtem TSH-basal-Wert. Die Patientin fühlt sich beschwerdefrei ...

... Laboruntersuchung vom 5. Juli 1999 ergab ...: Diesmal befinden sich die peripheren Schilddrüsen-Werte und der TSH-basal-Wert alle im Normbereich bei guter und beschwerdefreier Befindlichkeit von Seiten der Patientin. Es besteht das klinische Bild einer Euthyreose, d. h. die Patientin ist gesund.
Es ist ausdrücklich hinzuzufügen, dass sich die Patientin neben der homöopathischen Behandlung keiner zusätzlichen Schilddrüsenhormonsubstitution oder einer eventuellen thyreostatischen Behandlung (z. B. mit Carbimazol) unterzogen hat! ...«

Literatur:

Braunschweig-Pauli, Dagmar: »Jod-Krank. Der Jahrhundertirrtum«, 2. Auflage Trier 2007, S. 237ff.

»Die Schilddrüse«. Ausgewählte Referate der Jahre 1992 bis 1995«, Merck Darmstadt, S. 46, S. 114ff.

Langbein, Kurt/Martin, Hans-Peter/Weiss, Hans: »Bittere Pillen«, Köln 1999–2001, S. 829.

Pfannenstiel, Peter/Schwarz, Werner: »Nichts Gutes im Schilde«, Stuttgart 1994, S. 25, S. 155ff.

Morbus Hashimoto

Bei dieser Autoimmunerkrankung der Schilddrüse handelt es sich um eine Schilddrüsenentzündung (meist chronisch), die mit einer Unterfunktion der Schilddrüse einhergeht.

Schilddrüsenentzündung

163

Autoantikörper zerstören die Schilddrüse

Wie bei Morbus Basedow wirken hier Autoantikörper, »die jedoch nicht die Schilddrüsenzellen zur vermehrten Hormonproduktion anregen, sondern sie allmählich zerstören«. (Pfannenstiel, S. 27)

Sie hat ihren Namen nach dem japanischen Arzt Hashimoto, der sie zu Beginn des letzten Jahrhunderts als Erster beschrieb.

Es ist kein Zufall, dass sie in Japan, dem Land mit dem weltweit höchsten natürlichen Jodvorkommen, erkannt worden ist. Dort ist sie bis jetzt auch am häufigsten aufgetreten, weil sie, genau wie Morbus Basedow, auch durch Jod ausgelöst wird.

In Deutschland war diese Krankheit unbekannt. Das hat sich nun in über 20 Jahren der Zwangsjodierung drastisch geändert. Prof. Dr. Lothar-Andreas Hotze aus Mainz äußerte sich darüber am Rande des Wiesbadener Schilddrüsengespräches im Februar 2002. Die jodhaltigere Nahrung ließe in Deutschland zwar die Kröpfe zurückgehen, dafür litten aber immer mehr Menschen an einer Autoimmunerkrankung, die die Schilddrüse zerstöre. »Das ist sozusagen die Kehrseite der besseren Jodversorgung.« Nach Hotze erhöht die zusätzliche Einnahme von Jod das Risiko für den Ausbruch der Hashimoto-Krankheit. Er meinte auch, Betroffene sollten ihren Arzt fragen, ehe sie Jodtabletten einnehmen. Insgesamt liege die Häufigkeit der Hashimoto-Krankheit in Deutschland schon bei 6%.

Ein Fallbeispiel:

Hessen, … 2001
»Sehr geehrte Frau Braunschweig-Pauli,
… 1995 wurde meine innere Unruhe so dramatisch, dass mein Arzt sofort die Untersuchung bei

---

> einem Nuklearmediziner anordnete. Diagnose:
> chronische Thyreoiditis des Typ Hashimoto.
> Mir wurde auch sofort mitgeteilt, alles Jodhaltige
> zu meiden ...«

Literatur:
Braunschweig-Pauli, Dagmar: »Jod-Krank. Der Jahrhundert-
    irrtum«, 2. Auflage Trier 2007, S. 237ff.
»Die Schilddrüse. Ausgewählte Referate der Jahre 1992 bis
    1995«, Merck Darmstadt, S. 31, S. 176, S. 300.
Pfannenstiel, Peter/Schwarz, Werner: »Nichts Gutes im
    Schilde«, Stuttgart 1994, S. 27, S. 214ff.

Mundschleimhautentzündung (Stomatitis)

Zu den Symptomen des → Jodismus, der u. a. auch
durch Kaliumjodid und Natriumjodid (also auch Jodsalz) ausgelöst wird, gehört die Stomatitis, die Entzündung der Mundschleimhaut. Sie ist eine orale
Manifestation einer Kontaktallergie, d. h. dass jodhaltige Speisen im Munde sofort zu einer allergischen Reaktion führen, die mit Brennen, Bläschen-
bildung und einem bräunlichen Zungenbelag einhergeht.
Auch bei der Maul- und Klauenseuche entwickelt sich
eine Stomatitis.
Es ist nicht ausgeschlossen, dass manchmal eine jodinduzierte Stomatitis als Maul- und Klauenseuche angesehen wird.

Kontaktallergie im Mund durch jodierte Speisen

165

Literatur:
Giftnotruf Nürnberg, 6.8.1998: »Kaliumjodid und Natriumjodid«: »Toxizität«.
»Pschyrembel. Klinisches Wörterbuch«, 259. Auflage, Berlin
2002.

Muskelschwäche

*Beinmuskulatur
ist geschwächt*

Zu den typischen Symptomen der Schilddrüsenüberfunktion gehört die Muskelschwäche, vor allem in den
Beinen. »Hält die Überfunktion nur lange genug an
(zum Beispiel unter reichlich Jodzufuhr), gesellt sich zur
notorischen Erschöpfung auch noch die motorische:
als Schwäche der Muskulatur.« So Pfannenstiel in seinem gewohnten Stil.

Literatur:
Lewin, Louis: »Gifte und Vergiftungen: Lehrbuch der
Toxikologie«, 6. Auflage, Heidelberg 1992, S. 467.
Pfannenstiel, Peter/Schwarz, Werner: »Nichts Gutes im
Schilde«, Stuttgart 1994, S. 57, S. 137.

Nagelablösung

Auch Finger- und Fußnägel können durch die überbor-
dende Stoffwechsellage bei Hyperthyreose und
Morbus Basedow zum Teil massive Schäden aufweisen. Die Nägel werden brüchig und bekommen eine
leicht gelbe Färbung, was auf die Schuppenbildung der
Nagelhaut zurückgeht. Die Haut des Nagelbettes wird

spröde und schuppig, sodass es außerdem bei kleinsten Belastungen zum Ablösen des Nagels vom Nagelbett kommt.

Gleiche Symptome treten auch bei einer Hypothyreose auf, sodass grundsätzlich bei splitternden und sich ablösenden Nägeln auch nach einer Schilddrüsenerkrankung gesucht werden muss, ehe die bei diesen Beschwerden – häufige – Fehldiagnose eines Nagelpilzes gestellt wird.

Schilddrüsenerkrankung statt Nagelpilz

Betroffene Frauen haben die Beobachtung gemacht, dass außer durch eine reduzierte Jodaufnahme die Beschwerden an den Fingernägeln auch durch Auftragen eines abdeckenden Nagellackes gemildert oder stark verbessert werden. Das lässt sich mit der erhöhten → Lichtempfindlichkeit erklären, die durch Jod ausgelöst wird. Wird der lichtempfindliche Körperteil – hier die Nägel – so abgedeckt, dass das Licht nur abgeschwächt eindringen kann, verbessert sich die Symptomatik. Deshalb bessern sich die Symptome auch in der sonnenarmen Winterzeit.

Literatur:
Pfannenstiel, Peter/Schwarz, Werner: »Nichts Gutes im Schilde«, Stuttgart 1994, S. 62, S. 163, S. 199.
Shomon, Mary J.: »Die gesunde Schilddrüse«, München 2002, S. 66ff.

Nervosität

Nervosität, mit gleichzeitig zittrigen Händen und einem geradezu gehetzten Blick, gehört zu den so genannten Leitsymptomen einer Überfunktion oder eines Morbus Basedow, weil Jod auf das zentrale Nervensystem wirkt.

Schwindel

Zusammen mit der Nervosität treten Schwindel, Kopfschmerzen, Parästhesien (Sensibilitätsstörungen mit Kribbeln und taubem, schmerzhaft brennendem Gefühl) und motorische Nervenschädigungen auf.

Schlaflosigkeit

Außerdem Depression, Schlaflosigkeit und Impotenz. Alltägliche Begebenheiten, über die man sich normalerweise keine Gedanken macht, werden auf einmal zum Problem: das Autofahren, weil man sich dem Verkehrstempo plötzlich nicht mehr gewachsen fühlt, das Einkaufen, weil die vielen Menschen um einen

Panik

herum geradezu Panikgefühle auslösen, das Klingeln des Telefons oder der Türklingel, wenn man gerade in eine Tätigkeit vertieft ist und die unerwartete Störung einen völlig aus dem Konzept bringt ...

Betroffene mit schilddrüsenbedingter Nervosität glauben, den ganz normalen Alltag mit seinen Anforderungen nicht mehr bewältigen zu können, sie fühlen sich hilflos, ausgeliefert.

Fallbeispiel s. → Panikattacken

Literatur:

Ammon, Hermann P. T.: »Arzneimittelneben- und -wechselwirkungen. Ein Handbuch für Ärzte und Apotheker«, Stuttgart 1991, S. 895.

Leeser, Otto: »Leesers Lehrbuch der Homöopathie. Mineralische Arzneistoffe«, Bd. II, Ulm 1961, S. 221.

Pfannenstiel, Peter/Schwarz, Werner: »Nichts Gutes im Schilde«, Stuttgart 1994, S. 32, S. 136, S. 138.

»Pschyrembel. Klinisches Wörterbuch«, 259. Auflage, Berlin 2002, S. 1253.

Ödeme

Eine Besonderheit, die tödliche Folgen haben kann, ist die, dass es durch Jod zu Ödembildungen kommen kann: zum Myxödem, zum Lungenödem, → Glottis-ödem, → Angio- und → Larynx-Ödem und zum Hirn-ödem.
Bei Glottis- und Larynx-Ödem kommt es zum lebens-bedrohlichen Anschwellen des Kehlkopfes und im schlimmsten Falle zum Ersticken. Auch Lungen- und Hirnödeme sind tödlich.

Jodinduzierte Ödeme haben tödliche Folgen

Literatur:
Giftnotruf Nürnberg, 6.8.1998: »Jod/Kaliumjodid und Natriumjodid«: »Toxizität«.
Pfannenstiel, Peter/Schwarz, Werner: »Nichts Gutes im Schilde«, Stuttgart 1994, S. 259.

Ohnmachten

Jodide können bei jodempfindlichen Menschen, bei Jodallergikern, bei Menschen mit Überfunktion und Morbus Basedow in allerkürzester Zeit zu so schweren Kreislaufzusammenbrüchen führen, dass die Betreffen-den das Bewusstsein verlieren und ohnmächtig wer-den. Meist geht solchen Ohnmachtsanfällen ein star-kes Ohrenrauschen voraus, und die Betroffenen fühlen sich wie von einer großen Faust hin- und hergeschüt-telt, ehe sie das Bewusstsein verlieren.
Dann ist bereits ein bedrohlicher Zustand erreicht, der in die → Thyreotoxische Krise führen kann.

Ohrenrauschen

> **Fallbeispiel** s. → Panikattacken

Literatur:
Ammon, Hermann P. T.: »Arzneimittelneben- und -wechsel-
wirkungen. Ein Handbuch für Ärzte und Apotheker«,
Stuttgart 1991, S. 894.

Osteoporose

Obwohl Osteoporose, bei der es durch Knochen-
schwund zu brüchigen Knochen kommt, allgemein als
typische Frauenkrankheit nach den Wechseljahren gilt,
sind in zunehmendem Maße auch ältere Männer von
Immer mehr dieser tückischen Krankheit betroffen. In der Monats-
Männer erkranken zeitschrift »Natur & Heilen« 2/2000, S. 75, wird ein ent-
an Osteoporose sprechender Bericht in »Deutsche Medizinische Wochenschrift« wie folgt zitiert: »29% aller Männer über
60 Jahre sind von der Osteoporose betroffen. Das sind
zwar deutlich weniger als beim entsprechenden Teil
der weiblichen Bevölkerung (hier sind 56% betroffen),
aber die Tendenz ist steigend«.
Deswegen hat die Weltgesundheitsorganisation (WHO)
diese Knochenerkrankung in die Liste der zehn weltweit bedeutendsten Krankheiten aufgenommen. Die
WHO schätzt, dass »es im Jahr 2025 weltweit doppelt
so viele Oberschenkelhals-Brüche geben wird wie
heute, bis 2050 sogar vier Mal so viele … Noch unge-
klärt ist, weshalb Skandinavier wesentlich häufiger
davon betroffen sind als Südeuropäer.« (In: »Natur &
Heilen«, 12/1999, S. 719.)
Endokrinologen kennen die Reaktionskette, die von

der höheren bzw. hohen Jodaufnahme über die sodann jodinduzierten Schilddrüsenüberfunktionen (s. → Hyperthyreose) zur gesteigerten Hormonproduktion und folglich zu einem durch die Hormone ausgelösten Kalkabbau führt.

Eine mögliche Erklärung für dieses überraschende Nord-Süd-Gefälle der Osteoporose-Häufigkeit könnte deshalb sein, dass die Jodaufnahme der Skandinavier höher ist als bei den Südeuropäern. Dadurch ist auch das Risiko, eine durch Jod ausgelöste Schilddrüsenüberfunktion – und damit eine durch die überschüssigen Hormone ausgelöste Osteoporose – zu entwickeln, logischerweise größer ist als in den Ländern, die eine geringere Jodaufnahme und damit ein geringeres Risiko von jodinduzierten Schilddrüsenerkrankungen haben.

Nord-Süd-Gefälle der Osteoporose-Häufigkeit

Es gibt übrigens ähnliche Beobachtungen über die europaweit verschiedene Häufigkeit von bestimmten Herzinfarkten (s.→ Herzrasen), die ebenfalls die Vermutung zulassen, dass eine mögliche Erklärung für das unterschiedlich häufige Auftreten des Herzinfarktes bei nicht verengten Arterien in verschiedenen Ländern in der unterschiedlich hohen Jodaufnahme zu finden sein könnte.

Man unterscheidet generell zwei Arten von Osteoporose: die primäre Osteoporose, die vom Lebensalter abhängig, also eine natürliche Folge des Alterungsprozesses ist, und die sekundäre Osteoporose, die sich aufgrund einer bestehenden Grunderkrankung entwickelt.

Wenn bei einer Schilddrüsenüberfunktion, auch bei Morbus Basedow, ein gesteigerter Stoffwechsel, auch

Knochenstoffwechsel, stattfindet, handelt es sich demnach um die sekundäre Osteoporose. Denn durch die überschießende Hormonproduktion entwickelt sich ein höherer Knochenumsatz und damit ein beschleunigter Knochenabbau, der zu einer Verminderung der Knochendichte führt. Bevorzugt betroffen sind die Knochen im Lendenbereich (Lumbal-Wirbelsäule), die Oberschenkel- und Oberschenkelhalsknochen, an denen es am häufigsten zu Brüchen kommt.

Schilddrüsenexperten sind sich aufgrund ihrer Erfahrungen und neuester Forschungsergebnisse einig, dass die bei der sekundären Osteoporose einmal eingetretene Entkalkung der Knochen nur schwer wieder zu beheben ist.

Irreparable Schäden

Aber auch eine therapeutisch eingesetzte exzessive Schilddrüsenhormonzufuhr verursacht ebenfalls eine Hyperthyreose mit den beschriebenen Auswirkungen auf die Knochendichte.

Es gibt auch Studien über Patientinnen mit manifester Hypothyreose (Unterfunktion), die eine Substitutionstherapie (Behandlung durch Verabreichung von fehlenden Substanzen, z. B. Hormonen) mit Levothyroxin benötigten, und deren Knochendichte danach abgenommen hatte. (Vgl. »Die Schilddrüse«, S. 327.)

Aus diesen Gründen, und auch, weil bei älteren Patienten mit Kröpfen die Gefahr besteht, dass sich eine »thyreoidale Autonomie« (heiße Knoten) mit einer Hyperthyreose entwickelt, spricht sich der Wiesbadener Schilddrüsenexperte Peter Pfannenstiel »gegen den Einsatz von Levothyroxin oder Jodid in höherer Dosierung« aus. (S. 319)

Literatur:
Derwahl, K.-M./Hotze, L.-A. (Hrsg.): »Schilddrüse und Frau«, in: »Referate des 19. Wiesbadener Schilddrüsengespräches«, Berlin 2001, S. 92.
Hehrmann, Rainer: »Schilddrüsenerkrankungen. Ursachen, Erkennung, Verhütung und Behandlung«, Stuttgart 1995, S. 115.
Pfannenstiel, Peter: »Kann eine Langzeittherapie mit Levothyroxin bei älteren Patienten eine Osteoporose verstärken?«, in: »Die Schilddrüse. Ausgewählte Referate der Jahre 1992–1995«, Merck Darmstadt, S. 318ff., S. 327f.

Panikattacken

Wenn die Schilddrüse wächst, entwickeln sich folgende allgemeine Beschwerden: Die Leistungen lassen nach, eine starke Unruhe tritt auf, und die durch das Kropfwachstum entstehende Enge im Halsbereich führt zu Angstzuständen, die sich geradezu zu Angst- und Panikattacken steigern können.

Wenn die Schilddrüse wächst …

Nervosität und Angstanfälle gehören zu den typischen Symptomen der Basedowschen Krankheit.

Ein Fallbeispiel:

Pressebericht in der Nordsee-Zeitung vom November 1999:
»Herzrasen schon nach der Vorspeise. Jodallergiker müssen auf Einladungen verzichten und bewusst einkaufen.
… Es ist das chemisch aufbereitete Jod im Speisesalz, das uns Jodallergiker krank macht«, erläutert

Sabine Schmidt, die lange Zeit nicht wusste, woher ihre Herzrhythmusstörungen, Panikattacken und Ohnmachtsanfälle herrührten. Bis sie nach einem Dreivierteljahr auf einen Bremer Arzt stieß, der ihr riet, auf jodierte Speisen zu verzichten. ... Seitdem die Bremerhavenerin um ihre Jodallergie weiß, kann sie wieder ein normales Leben führen: ›Ich traute mich nicht in den Supermarkt, aus Angst vor einer Panikattacke, ich ging nicht ins Theater und fuhr nicht mehr mit dem Auto.‹ In ihrer Verzweiflung dachte sie sogar an Selbstmord. Drei Monate dauerte es, bis ihr Körper alles Jod abgebaut hatte und sich ihr Zustand stetig verbesserte ...«

In ihrer Verzweiflung dachte sie sogar an Selbstmord

Literatur:
Pfannenstiel, Peter/Schwarz, Werner: »Nichts Gutes im Schilde«, Stuttgart 1994, S. 31, S. 167.

Quincke-Ödem

s. a. → *Atemwegserkrankungen*

Das Quincke-Ödem ist dasselbe wie das → Angio-Ödem, nämlich »eine schmerzhafte, mehrere Tage anhaltende subkutane Schwellung von Haut und Schleimhaut.« (Pschyrembel, S. 78)
Quincke- (oder Angio-)Ödeme können auch zusammen mit einer Urtikaria, einer stark juckenden, schubweise auftretenden Quaddel- oder Nesselsucht – die sich ringförmig, blasig und großflächig entwickelt – auf-

treten, was häufig im Gesicht der Fall ist. Hinzu kommen Kopfschmerz, Übelkeit und Erbrechen.

Literatur:
»Pschyrembel. Klinisches Wörterbuch«, 259. Auflage, Berlin 2002, S. 78, S. 1402.

Rhinitis

s. a. → *Atemwegserkrankungen*

Der Jodschnupfen ist ein Reizzustand der Nasenschleimhäute nach Jod und Jodiden und ist eines der charakteristischen Symptome des Jodismus.

Literatur:
Ammon, Hermann P. T.: »Arzneimittelneben- und -wechselwirkungen. Ein Handbuch für Ärzte und Apotheker«, Stuttgart 1991, S. 895.

Schädigung Ungeborener

s. a. → *Wolff-Chaikoff-Effekt*

In Ammons »Handbuch für Ärzte und Apotheker« wird nachdrücklich davor gewarnt, jodhaltige Präparate in der Schwangerschaft anzuwenden: »Eine jodinduzierte Hyperthyreose (Überfunktion) kann schwer wiegende Auswirkungen auf die Entwicklung des Gehirns haben. Daher Vorsicht mit jodhaltigen Präparaten in der Schwangerschaft.« (S. 900)

Jodhaltige Präparate schaden ungeborenen Kindern

Im »Handbuch Medikamente« wird, ohne jedoch den Begriff zu nennen, auf den Wolff-Chaikoff-Effekt angespielt, wenn darauf verwiesen wird, dass die Schwangere nicht mehr als 260 Mikrogramm Jodid täglich zu sich nehmen sollte. »Mehr darf es allerdings nicht sein, sonst schaltet sich die Schilddrüse des Kindes ab und es wird mit einer Schilddrüsenunterfunktion geboren. Das bedeutet, dass sich eine Kropfbehandlung mit Jodid während der Schwangerschaft verbietet.«

Schwangeren wird jetzt viel weniger Jod empfohlen

Der Arbeitskreis Jodmangel ist mittlerweile in der Angabe der Jodmenge für Schwangere deutlich vorsichtiger geworden und empfiehlt deshalb Schwangeren nur noch 100 Mikrogramm Jod pro Tag. (Prof. Dr. Scriba in einem Interview für »Journal für die Frau«, 16, Mai 2001)

Literatur:

Ammon, Hermann, P. T.: »Arzneimittelneben- und -wechselwirkungen. Ein Handbuch für Ärzte und Apotheker«, Stuttgart 1991, S. 889, S. 900.

Braunschweig-Pauli, Dagmar: »Jod in der Schwangerschaft«, in: Balance 4/2001, S. 50f.

Pfannenstiel, Peter/Hotze, Lothar-Andreas (Hrsg.): »Schilddrüsenkranke in der Frühphase des Lebens«, in: »Verhandlungsbericht des 15. Wiesbadener Schilddrüsengespräches«, März 1997, S. 37.

Stiftung Warentest: »Handbuch Medikamente«, Berlin 2001, S. 376.

Weber, Markus: »Braucht Ihre Schilddrüse mehr Jod?« In: »Journal für die Frau«, 16. Mai 2001, S. 88–91.

Schilddrüsenentzündung

Eine Schilddrüsenentzündung kann sich in drei verschiedenen Verläufen präsentieren:
1. die akute Schilddrüsenentzündung, die plötzlich und völlig überraschend mit heftigen Schmerzen einsetzt,
2. die subakute, die nicht so dramatisch verläuft, aber auch schmerzhaft ist und Monate anhalten kann, und
3. die chronische, die nicht bemerkt wird, ein Leben lang anhält und die man erst an ihren Folgen wie zunehmender Müdigkeit und Verlangsamung aller Bewegungsabläufe einschließlich des Denkvermögens erkennt.

Die bekannteste Schilddrüsenentzündung ist die nach ihrem Entdecker, dem japanischen Arzt Hashimoto benannte »Morbus Hashimoto-Thyreoiditis« (s. → Morbus Hashimoto). Sie ist, wie die Basedow-Erkrankung (s. → Morbus Basedow), eine Autoimmunerkrankung, aber die durch diese Erkrankung produzierten Antikörper regen die Schilddrüsenzellen nicht an, sondern sie zerstören allmählich die Schilddrüse.

Morbus Hashimoto

Es gibt Fälle, wo erst bei einer Untersuchung entdeckt wird, dass der Patient keine Schilddrüse mehr hat, obwohl er nie an der Schilddrüse operiert worden ist. Unter der gegenwärtigen Hochjodierung haben diese Organ zerstörenden Schilddrüsenentzündungen so dramatisch zugenommen, dass in Deutschland, wo noch vor Beginn der Jodierung von Lebensmitteln und Viehfutter die Hashimoto-Erkrankung so selten war, dass sie nicht in Prozenten ausgedrückt werden konnte, nach Auskunft des Berliner Schilddrüsenspezialisten Prof. Dr. Jürgen Hengstmann (Brief vom 2.12.2007) inzwischen 25% der Bevölkerung von ihr betroffen sind. Der Mainzer Schilddrüsenspezialist Prof. Dr. Lothar-Andreas Hotze stellt fest, dass das die Kehrseite der »ausreichenden Jodversorgung« sei.

Fall zur Diskussion:

Helmut Schmid, der Ehemann der Schweizer Filmschauspielerin Liselotte Pulver, erkrankte nach seinem Umzug in die Schweiz an den Genfer See an der akuten Form der Schilddrüsenentzündung. In ihrer Autobiografie beschreibt Lilo Pulver diese schlimme Situation mit der ihr eigenen Offenheit: »Dann bekam Helmut plötzlich diese rasenden Halsschmerzen. Ich wachte nachts von seinem Stöhnen auf, machte Licht und sah ihn keuchend und totenbleich im Bett liegen, halb sitzen. ›Ich halte es nicht mehr aus, ich habe noch nie solche Schmerzen gehabt‹, stieß er hervor und zeigte auf seinen Hals. Ein Zäpfchen, das ich nach fieberhaftem Suchen fand, ließ ihn wieder ein-dösen.«
Zwei Ärzte, die konsultiert wurden, vermuteten eine Halsentzündung oder eine Grippe. Aber »Helmut ging es immer schlechter. Wir gingen früh schlafen, aber ich wachte ständig auf und horchte auf jede seiner Bewegungen. Gegen Morgen begann er sich herumzuwälzen. Grau und eingefallen lag er in seinem zerwühlten Bett. Ich weiß nicht mehr, was ich tun soll …
Professor Vanotti schien sich erst sehr zu langwei-len, …gleichzeitig betrachtete er aufmerksam den

hohläugigen Helmut, fragte nach Alkohol, Winter-sport, Aufenthalt in den Bergen. Helmut nickte nur, worauf Professor Vanotti zielbewusst an Helmuts Hals fasste und sprach: ›Schilddrüsen-entzündung.‹« (S. 251f.)

Ich halte es für gar nicht unwahrscheinlich, dass Helmut Schmid diese Schilddrüsenentzündung gar nicht bekommen hätte, wenn er nicht in die Schweiz umgezogen wäre.

In der Schweiz wird schon lange – damals noch im Gegensatz zu Deutschland – jodiert.

Jodierung – die Ursache auch dieser Schilddrü-senentzündung?

Literatur:

dpa-Meldung vom 16.3.2002: »Mediziner: Jodaufnahme nicht nur positiv«.

Pfannenstiel, Peter/Schwarz, Werner: »Nichts Gutes im Schilde«, Stuttgart 1994, S. 2.

Pulver, Liselotte: »… wenn man trotzdem lacht«, München 1990, S. 251f.

Schlafstörungen

Auch Schlafstörungen gehören zu den typischen Symptomen von Überfunktion, autonomen Bereichen (s. → Knoten, heiße und kalte), Morbus Basedow und Jodallergie.

Aber auch schilddrüsengesunde Menschen können auf Dauerbehandlung mit Jod und Jodiden mit Schlafstörungen reagieren, die nach Absetzen der Medikation wieder verschwinden.

Allgemein haben Schlafstörungen beängstigend zuge-nommen. Am 2.12.2002 stand auf der Gesundheits-

seite von »t-online« der Artikel: »Schlafstörungen ge-
fährden Verkehrsteilnehmer. Fünf Millionen Autofahrer
in Europa sind gefährdet, am Steuer einzuschlafen. Sie
leiden unter Schlafstörungen, die sie tagsüber schläfrig
machen …«

Jürgen Zulley, Leiter des Schlafmedizinischen Zentrums
der Psychiatrischen Klinik der Universität Regensburg,
berichtete zum »Tag des Schlafes« im Juni 2000 in
München, dass mehr als 40% aller Deutschen gelegentlich oder chronisch unter Schlafstörungen litten.
Die gesundheitlichen Folgen sind neben Tagesmüdig-
keit, Erschöpfung und Konzentrationsstörungen auch
ein erhöhtes Unfallrisiko. Außerdem erhöhe sich bei
den Betroffenen das Sterblichkeitsrisiko um 30%, und
so genannte »Kurzschläfer« litten häufiger unter Herzerkrankungen, Schlaganfall und Krebs, und jeder dritte
Patient mit Tagesschläfrigkeit würde depressiv.

Unter Schlaf-störungen leiden mehr als 40% der Deutschen

Großer volks-wirtschaftlicher Schaden

Der volkswirtschaftliche Schaden ist groß: Allein die
Folgekosten für übermüdungsbedingte Unfälle werden
in Deutschland auf 20 Milliarden Mark jährlich ge-
schätzt. Weltweit beliefen sich die Kosten auf mehr als
400 Milliarden Dollar (nach einem Zeitungsbericht im
»Fränkischen Tag«, Bamberg, 20. Juni 2000).

Ich halte es für wahrscheinlich, dass mit der Beendigung der Hochjodierung in Deutschland und anderswo ein nicht unbeträchtlicher Teil der Schlafstörungen
verschwinden wird.

Literatur:

Ammon, Hermann P. T.: »Arzneimittelneben- und -wechsel-
wirkungen. Ein Handbuch für Ärzte und Apotheker«,
Stuttgart 1991, S. 888, S. 895.

Pfannenstiel, Peter/Schwarz, Werner: »Nichts Gutes im
Schilde«, Stuttgart 1994, S. 31f., S. 196.

Schock

s. a. → Kreislaufkollaps

Im »Pschyrembel« heißt es:
»Jeder Schock bedeutet höchste Lebensgefahr und muss zügig und gezielt behandelt werden!«, und es wird weiter ausgeführt, dass der anaphylaktische Schock ein »lebensbedrohliches Maximalstadium der Allergie vom Typ I mit Schocksymptomatik unmittelbar (Sekunden bis Minuten) nach Allergenkontakt« ist. (S. 1504)
Zu den Sofortmaßnahmen gehört, die Zufuhr des Allergie auslösenden Stoffes zu unterbinden.

Bei Allergikern löst ein Allergen den anaphylaktischen Schock aus: für Jodallergiker bedeutet die Jodierung Lebensgefahr

Für die von der Jodallergie Betroffenen bedeutet das: keine jodierten Lebensmittel. Kaufen Sie also – noch! (Vorsicht: Jodierung ist europaweit auf dem Vormarsch!) – unjodierte französische, italienische, polnische, schottische, irische, neuseeländische, kanadische, argentinische Produkte.

Außerdem bedeutet das, dass Übelkeit, Erbrechen und Durchfall mit Kreislaufkollaps und Bewusstseinsverlust nach einer Nahrungsaufnahme auch immer ein durch Jod ausgelöster anaphylaktischer Schock sein kann.
Tragischerweise kann es hierbei auch zu einem Erstickungstod kommen, wenn der Betroffene infolge seines komatösen Zustandes an seinem Erbrochenen erstickt.

Literatur:
Giftnotruf Nürnberg, 6.8.1998: »Jod/Kaliumjodid und Natriumjodid«: »Toxizität«.
»Pschyrembel. Klinisches Wörterbuch«, 259. Auflage, Berlin 2002, S. 1504, S. 1738.

Schwächeanfälle

Ein vermehrtes Jodangebot kann zur Steigerung der Schilddrüsenhormonproduktion führen, und es kommt zu vermehrter Herztätigkeit, Anstieg der Herzfrequenz und des Schlagvolumens, → Herzrasen, Herzrhythmusstörungen, Anfällen von Angina Pectoris (u. a. bei Hypothyreose) und Herzinsuffizienz.

Herzprobleme führen zu körperlicher und geistiger Schwäche

Diese gravierenden Herzprobleme lösen eine allgemeine körperliche Schwäche aus, der Patient ist nicht mehr leistungsfähig, weder in Bezug auf körperliche noch auf geistige Tätigkeiten.

Die Berichte mehren sich, dass die Zahl der Patienten mit chronischer Herzschwäche weltweit dramatisch zunehme. Man schätzt, dass 15 Millionen Menschen an dieser Krankheit leiden. Experten rechnen in Deutschland bereits mit 300 000 Neuerkrankungen pro Jahr.

Ich halte es für durchaus wahrscheinlich, dass hier ein Zusammenhang mit der Jodierung in vielen Ländern besteht.

Literatur:

Ammon, Hermann, P. T.: »Arzneimittelneben- und -wechselwirkungen. Ein Handbuch für Ärzte und Apotheker«, Stuttgart 1991, S. 899.

Lewin, Louis: »Gifte und Vergiftungen: Lehrbuch der Toxikologie«, 6. Auflage, Heidelberg 1992, S. 107.

Schweißausbrüche

Schweißausbrüche gehören zum Symptomkatalog der Schilddrüsenüberfunktion (s. → Hyperthyreose) und der Autonomen Adenome (s. → Knoten, heiße und kalte)

Zusätzliche Jodgaben führen bei diesen Erkrankungen dazu, dass der Stoffwechsel auf Hochtouren läuft und die Zelltätigkeit ungeheuer beschleunigt wird. Der derart aufgepeitschte Stoffwechsel ist aus den Fugen: »Heißhunger ohne Nahrungsentzug, Gewichtsverlust ohne Diät, Hitzewallungen ohne Kälte, Schwitzen ohne Anstrengung, dazu Wärmeempfindlichkeit und Schweißausbrüche.« (P. Pfannenstiel, S. 32)

Hitzewallungen

In der Homöopathie nennt man diese Zustände »Hitzewallungen«, die auch zu Kopfe steigen, und »Schweiße«. (Stauffer, S. 358)

Literatur:

Leeser, Otto: »Leesers Lehrbuch der Homöopathie. Mineralische Arzneimittellehre«, Bd. II, Ulm 1961, S. 225.

Pfannenstiel, Peter/Schwarz, Werner: »Nichts Gutes im Schilde«, Stuttgart 1994, S. 32, S. 136f.

Stauffer, Karl: »Klinische homöopathische Arzneimittellehre«, Regensburg 1926, S. 357.

Schwindel

Wenn es durch Jod zu hohem Blutdruck kommt, kann auch Schwindel auftreten, oft in Zusammenhang mit Ohrensausen und Kreislaufschwäche.

Oft in Zusammenhang mit Ohrensausen und Kreislaufschwäche

Jod und Jodide wirken auf das zentrale und periphere Nervensystem. »Nach Jodisationshemmern (Carbimazol, Thiamazol) und iodhaltigen Präparaten können gelegentlich Kopfschmerzen und Schwindel auftreten.« (Ammon)

Literatur:

Ammon, Hermann P. T.: »Arzneimittelneben- und -wechselwirkungen. Ein Handbuch für Ärzte und Apotheker«, Stuttgart 1991, S. 895.

Leeser, Otto: »Leesers Lehrbuch der Homöopathie. Mineralische Arzneimittellehre«, Bd. II, Ulm 1961, S. 226.

Stauffer, Karl: »Klinische homöopathische Arzneimittellehre«, Regensburg 1926, S. 358.

Sehstörungen

Jodsalze können schwere Augenverletzungen hervorrufen. Der Altmeister der Toxikologie, Louis Lewin, schreibt bereits in den Zwanzigerjahren: »Als weiteres *Trübung des* können Jodsalze hervorrufen … Trübung des Sehver-*Sehvermögens* mögens bis zur Blindheit nach Jodpemphigus (Blasen-*bis zur Blindheit* bildung auf der Netzhaut) Blutungen in die Netzhaut, Keratitis (Hornhautentzündung des Auges), Linsentrübung usw.«

Einspritzungen von Jodlösung bei Netzhautablösung rief Glaskörpertrübung hervor.

Bei der auch durch Jod ausgelösten Autoimmunerkrankung Morbus Basedow (von Medizinern deshalb Jod-Basedow genannt) gehören Augensymptome zu den quälendsten Begleiterscheinungen, die leider bei $2/3$ der Betroffenen auftreten: Die Augen treten stark aus den Höhlen und glänzen krankhaft, was an der vermehrten Tränenflüssigkeit im Auge liegt. Denn die Bindehäute sind gleichzeitig gerötet und chronisch entzündet, wobei die Tränen aber nicht abfließen, sondern sich wie ein flüssiger Schleier vor die Augen legen. Zusammen mit der Bindehautentzündung (Konjunktivitis) kommt es zu extrem irritierendem Fremdkörpergefühl und starken Lidschwellungen, was zu Besorgnis erregenden Sehstörungen mit Blickfeldeinschränkung und Doppelbildern führt.

Blickfeldeinschränkung und Doppelbilder sehen

Außerdem wird der Druck hinter den Augen bis ins Unerträgliche gesteigert, und die Betroffenen klagen, dass sie das Gefühl hätten, ihnen würden die Augen aus dem Kopf springen.

Die Augen brennen und sind plötzlich so lichtempfindlich, dass sie selbst bei bedecktem Himmel mit einer Sonnenbrille vor dem Licht geschützt werden müssen.

Weil sich der Lidschlag verlangsamt, wird auch die Schutzwirkung der Lider eingeschränkt, und Staub und Wind können in das Auge eindringen und die Schleimhäute reizen und schädigen.

An den Augenmuskeln und dem Fettgewebe hinter den Augen bilden sich entzündliche Schwellungen, sodass die Beweglichkeit der Augen eingeschränkt wird, wobei es zu einem merkwürdig starren Blick kommt.

Gleichzeitig drückt die Schwellung auch auf den Sehnerv, wodurch es zu gravierenden Sehnervschädigungen – bis zur Blindheit – kommen kann.

Auf Kontaktlinsen müssen Morbus-Basedow-Patienten verzichten

Auf Kontaktlinsen müssen Morbus-Basedow-Patienten verzichten.

Literatur:

Lewin, Louis:»Gifte und Vergiftungen: Lehrbuch der Toxikologie«, 6. Auflage Heidelberg 1992, S. 104, S. 106.

Pfannenstiel, Peter/Schwarz, Werner:»Nichts Gutes im Schilde«, Stuttgart 1994, S. 157, S. 166.

Stomatitis,
s. → Mundschleimhautentzündung

Thyreotoxikose

Laut »Pschyrembel« ist das eine veraltete Bezeichnung für → Hyperthyreose.

Jodvergiftung
Bei Ammon wird der Begriff »Thyreotoxikose« aber im Sinne einer Jodvergiftung gebraucht (S. 894): »Anorganisches Iod kann sowohl eine Hyper- als auch eine Hypothyreose hervorrufen. Es wird davor gewarnt, iodhaltige Arzneimittel an Patienten, bei denen das Risiko zu einer Thyreotoxikose besteht, zu verabreichen (Patienten mit normaler Schilddrüsenfunktion sollten Iod ebenfalls nur mit Vorsicht verwenden). Kürzlich wurden weitere Fälle von Thyreotoxikose nach iodhaltigen Präparaten bei Patienten mit normaler Schilddrüsenfunktion beschrieben, die mit anorganischen oder organischen Iodverbindungen behandelt worden waren.«

Literatur:
Ammon, Hermann P. T.: »Arzneimittelneben- und -wechselwirkungen. Ein Handbuch für Ärzte und Apotheker«, Stuttgart 1991, S. 894.
»Pschyrembel. Klinisches Wörterbuch«, 259. Auflage, Berlin 2002, S. 1660.

Thyreotoxische Krise

Die Thyreotoxische Krise ist ein lebensbedrohlicher Zustand, bei dem neben den medizinischen Sofort-

maßnahmen unbedingt auch auf absolute Jodabstinenz geachtet werden muss.
Jod, das diese meist tödlich verlaufende Krise erst auslöst, muss unbedingt vermieden werden. Das bedeutet, dass dem Erkrankten in seinem völlig erschöpften
Zustand keine der üblichen Stärkungsspeisen wie
Hühner- oder Rinderbrühe mit Ei oder Zwieback oder
Joghurt bzw. Quark gegeben werden darf, wenn man
sich nicht vorher vergewissert hat, dass diese Produkte
unjodiert sind. Für die tierischen Produkte heißt das,
dass sie aus einem der Länder stammen müssen, in
denen das Viehfutter nicht jodiert wird.

Die meist tödlich verlaufende Krise wird durch Jod ausgelöst

»Eine Überfunktion der Schilddrüse kann akut lebensbedrohlich werden: nach schweren Erkrankungen oder
Operationen oder wenn Sie mit einer unbehandelten
oder nicht ausreichend behandelten Schilddrüsen-
uberfunktion plötzlich große Mengen Jod aufnehmen.
Das kann z. B. mit Jodidtabletten, jodhaltigen Röntgenkontrastmitteln oder einer Radiojodtherapie geschehen«. [Tatsächlich aber auch, was gerne der Zwangsjodierung zuliebe unter den Tisch fällt, durch: jodierte
Lebensmittel wie Brot, deutsche Milch und Butter,
deutsche Eier, deutsche jodierte Fertig- oder Halb-
fertigprodukte, Konserven mit Jodsalz etc; Anm. d.
Autorin]
»Dann tritt hohes Fieber auf, das Herz rast und schlägt
unregelmäßig. Die Haut rötet sich, es kommt zu
Schweißausbrüchen, Erbrechen, Durchfall und Unruhe.
Später treten Bewusstseinsstörungen auf. Die Betroffenen verlieren zunehmend ihre geistigen Fähigkeiten,
fallen ins Koma und sterben an Kreislauf- oder Nierenversagen.
Haben Sie den Verdacht, es könnte sich bei Ihren

Hohes Fieber, Koma und Kreis-laufversagen

Beschwerden um eine solche thyreotoxische Krise handeln, sollten Sie sofort den Notarzt rufen.« (»Handbuch Medikamente«, S. 379f.)

Ein Fallbeispiel:

Nach einem Pressebericht aus dem Jahre 1999: »Meine Frau musste sterben, weil der Hausarzt sich irrte.«

Der Witwer klagt an: »Drei Wochen lang haben seine Kollegen meine Frau dort [im Krankenhaus, Anm. d. Autorin] untersucht, haben festgestellt, dass sie an einer Schilddrüsenüberfunktion litt, dass sie deshalb dauerhaft behandelt werden müsse. Als sie entlassen wurde, haben sie unserem Hausarzt eigens einen Bericht geschickt, in dem sie ihm die Diagnose mitgeteilt haben.«

Der Hausarzt meinte trotzdem, dass die Überfunktion schon nach 14 Tagen abgebaut wäre.

Der Witwer berichtete weiter: »Meine Frau wurde immer unruhiger, sie klagte über Herzschmerzen, hatte hohes Fieber, ihr war übel, und sie musste sich erbrechen.«

Das waren die typischen Anzeichen einer lebensbedrohlichen thyreotoxischen Krise, bei der die Patientin unverzüglich auf eine Intensivstation hätte eingewiesen werden müssen.

Tod durch thyreotoxische Krise

Statt einer Einweisung ins Krankenhaus meinte der Hausarzt nach einer kurzen Untersuchung der Frau: »Eine leichte Erkältung. Die Beschwerden sind nicht von Bedeutung. Kochen Sie Ihrer Frau eine Tasse Tee, in zwei Tagen ist sie wieder gesund.«

Zwei Stunden später war die Frau aber tot.

> Der Hausarzt diagnostizierte als Todesursache:
> Herzinfarkt.
> Und man muß sich fragen, wie viele »Herzinfark-
> te« wohl auf Schilddrüsenerkrankungen (und
> diese wiederum auf die Hochjodierung) zurückzu-
> führen sind.

Literatur:

Braunschweig-Pauli, Dagmar: »Jod-Krank. Der Jahrhundert-
  irrtum«, 2. Auflage Trier 2007, S. 124ff.
Lewin, Louis: »Gifte und Vergiftungen. Lehrbuch der Toxiko-
  logie«, 6. Auflage, Heidelberg 1992, S. 106.
Pfannenstiel, Peter/Schwarz, Werner: »Nichts Gutes im
  Schilde«, Stuttgart 1994, S. 168, S. 262.
»Pschyrembel. Klinisches Wörterbuch«, 259. Auflage, Berlin
  2002, S. 910
Stiftung Warentest: »Handbuch Medikamente«, Berlin 2001,
  S. 379.

Tuberkulose

Im bereits mehrfach erwähnten »Handbuch- und
Tabellenwerk für Ärzte und Apotheker« wird nachdrücklich vor einer Langzeitanwendung von Jodiden
bei Schwangeren und Kindern gewarnt.

Jod reaktiviert latente Tuber-kulose

Denn Kaliumjodid und Natriumjodid, also das bei uns
in der Jodkampagne angepriesene »jodierte Speisesalz«, sind bei Lungentuberkulose kontraindiziert, »da
sie zur Reaktivierung eines stillen Prozesses führen
können.«

Damit wird eine latent vorhandene oder bereits über-
wundene Tuberkulose unter der gegenwärtigen Hoch-

jodierung fast sämtlicher Lebensmittel zur Zeitbombe für einen unbestimmt großen Personenkreis. Denn dieser schwebt nun in akuter Gefahr, dass das Jod in der Nahrung seinen bis dahin inaktiven Tuberkel-Erreger reaktiviert, sodass eine so genannte »offene TBC« ausbricht.

Der TB-Erreger kann unbemerkt Jahrzehnte im Menschen überdauern, ohne dass die Betroffenen von einer Infizierung wissen. So haben sich z. B. nach dem 2. Weltkrieg Millionen Menschen in Deutschland mit dem TB-Erreger infiziert und diese Krankheit inzwischen wieder überwunden, mit oder ohne medizinischer Hilfe. Hier sind es die älteren Jahrgänge der Bürger, die durch die Jodierung gefährdet sind.

Problematische TB-Impfung von Säuglingen

Seit mehr als Mitte der Achtzigerjahre des vergangenen Jahrhunderts gibt es bei uns aber die gängige Praxis der Tuberkulose-Schutzimpfung (BCG) bei Neugeborenen, die unmittelbar nach der Geburt vorgenommen wird, bedenklicherweise z. T. auch ohne zuvor die Einwilligung der Eltern eingeholt zu haben.

Bei 90% dieser TB-Geimpften muss dann mit einem positiven Tuberkulintest gerechnet werden, der vom Kinderarzt meist im ersten Lebensjahr des Kindes gemacht und ins Impfbuch eingetragen wird. Erst nach Ablauf von durchschnittlich fünf Jahren wird dieser Test negativ.

Durch diese routinemäßige TB-Impfung bei Säuglingen erweitert sich der gefährdete Personenkreis, der durch die Hochjodierung in Gefahr ist, eine offene TB zu bekommen, nun auch um unsere jungen und jüngsten Zeitgenossen.

Diese Handhabung ist problematisch und sollte neu überdacht werden, wenn wir nicht ein Volk von Lungenkranken werden wollen.

190

Glaubt man den offiziellen Verlautbarungen der Weltgesundheitsorganisation (WHO), erkranken jährlich 8,4 Millionen Menschen weltweit neu an Tuberkulose (in Deutschland sind es ca. 20 von 100 000 Einwohnern), wovon zwei Millionen an dieser chronischen Krankheit sterben. Sie gilt weltweit immer noch als bedeutendste übertragbare Krankheit, und obwohl die ersten fünf der am meisten betroffenen Länder Indien, China, Indonesien, Nigeria und Bangladesch sind, zählt die Tuberkulose auch in Europa noch immer zu den häufigsten bakteriellen Infektionskrankheiten.

In Indien, wo man erst 1998 auf Anraten von Jodbefürwortern ein Verkaufsverbot für normales Kochsalz erlassen hatte, um den Menschen damit den Gebrauch von Jodsalz aufzuzwingen, hob die Regierung schon im Jahre 2000 dieses Verbot wieder auf. Man kam in Indien schnell zu der Erkenntnis, dass Jodsalz giftig ist und anfällig für Krebs, Diabetes und Depressionen macht. Die indische Regierung hat mit ihrer Entscheidung, die Zwangsjodierung zu stoppen, auch einen elementaren Schritt dazu getan, die Ausbreitung der durch Jod ausgelösten Tuberkulose in ihrem ohnehin schon von Tuberkulose gebeutelten Lande zu bremsen.

In Deutschland ist man noch weit davon entfernt, Zusammenhänge zwischen der Jodierung und der wieder häufiger auftretenden Tuberkulose beim Menschen und zwischen der Jodierung des Viehfutters und den neuen TB-Epidemien bei Rindern auch nur zu vermuten. Diese möglichen Zusammenhänge sollten aber unbedingt erforscht werden.

Zusammenhang zwischen Jodierung und TB bei Menschen und zwischen Viehfutterjodierung und TB-Epidemien bei Rindern

Neue TB-Fälle

Fälle zur Diskussion:

1. An der Universität Trier gab es im Dezember 2000 einen ersten Tuberkulose-Schub unter den Studenten. In der Mensa wird jodiert.
2. Die Rinder-Tuberkulose »Mycobacterium bovis« ist im Winter 2000/2001 wieder epidemisch in Bayern ausgebrochen. Im oberbayrischen Landkreis Ebersberg musste eine Herde von 140 infizierten Kühen und Kälbern getötet werden, desgleichen eine Herde von 137 Milchkühen auf einem konventionell betriebenen landwirtschaftlichen Betrieb im mittelfränkischen Ansbach.
Da das Viehfutter überwiegend jodiert ist, ist auch hier davon auszugehen, dass diese Kühe jodiertes Viehfutter erhalten.

Literatur:
Ammon, Hermann, P. T.: »Arzneimittelneben- und -wechselwirkungen. Ein Handbuch und Tabellenwerk für Ärzte und Apotheker«, Stuttgart 1991, S. 897, S. 902.
Braunschweig-Pauli, Dagmar: »Rinder-Tuberkulose durch jodiertes Viehfutter«, in: Aegis Impuls 12/2002.
»Pschyrembel. Klinisches Wörterbuch«, 258. Auflage, 1998, Stichwort: »Tuberkulose«, S. 1609ff.

Überfunktion → Hyperthyreose

Unterfunktion – jodinduzierte Hypothyreose bei Nierenfunktionsstörungen

Die japanischen Wissenschaftler Sato, K. et al. veröffentlichten 1992 eine Studie über »Jodinduzierte Hypothyreose bei Nierenfunktionsstörungen«, deren Ergebnisse für die Ursachenforschung der immer häufiger werdenden Nierenerkrankungen interessant sind.

Es handelt sich hier um eine Form der Hypothyreose, die durch den so genannten → Wolff-Chaikoff-Effekt ausgelöst wird, das ist eine reversible durch Jod ausgelöste Hemmung der organischen Jodbindung in der Schilddrüse.

Genauso wie überschüssiges Jod in der Schwangerschaft beim ungeborenen Kind dazu führt, dass seine (in diesem Fall die prenatale) Schilddrüse ihre Hormonproduktion einstellt, genauso kann das auch im fortgeschritteneren Lebensalter passieren.

»Ein Jodüberschuss kann die organische Bindung von Jod in der Schilddrüse hemmen und auf diese Weise eine Hypothyreose hervorrufen. In Japan, wo die alimentäre Jodzufuhr durch den reichlichen Genuss von Meerespflanzen und -tieren je nach Region bis zu 20 mg pro Tag betragen kann, ist die jodinduzierte Hypothyreose deshalb kein seltenes Phänomen … Patienten mit eingeschränkter Nierenfunktion« sind »offenbar besonders gefährdet, an einer jodinduzierten Hypothyreose zu erkranken … Eine hohe alimentäre Jodzufuhr kann deshalb bei Nierenkranken die Entstehung einer Hypothyreose begünstigen. Sie ist durch Jodrestriktion (Einschränkung der Jodzufuhr) einfach zu behandeln.«

Nierenkranke sind gefährdet, an einer jodinduzierten Unterfunktion zu erkranken

Literatur:

Braunschweig-Pauli, Dagmar: »Jod-Krank. Der Jahrhundertirrtum«, 2. Auflage Trier 2007, S. 223.

Sato, K. et al.: »Jodinduzierte Hypothyreose bei Nierenfunktionsstörungen«. In: »Die Schilddrüse, ausgewählte Referate der Jahre 1992 bis 1995«, Merck Darmstadt, S. 100f.

Verätzungen an Speiseröhre und Magen

Jodempfindliche Menschen, die jodierte Speisen gegessen haben, klagen über Brennen in Speiseröhre und Magen, Übelkeit, Erbrechen und Magenkrämpfe. Das sind genau die Symptome, die der Toxikologe Louis Lewin in seinem »Lehrbuch der Toxikologie« nach der Aufnahme von Jodtinktur (z. B. Lugolsche Lösung) in den Verdauungstrakt mit dem Trinkwasser oder der Nahrung nennt. Es kann dadurch zu schweren Verätzungen an Speiseröhre und Magen kommen, und zu einem »Gefühl von Zusammengeschnürtsein im Schlunde, Brennen im Munde und Schlunde, Erbrechen dunkelgelber oder beim Vorhandensein stärkemehlhaltiger Speisen im Magen blauer Massen, reißende Magenschmerzen, Kleinheit des Pulses, Ohrensausen, Leichenblässe, blutige Entleerungen, Anurie, Kollaps und den Tod.« (S. 103)

Jod kann zu Verätzungen der Speiseröhre und des Magens führen

Ein Fallbeispiel:

Bei einem Fall von akuter Lichtallergie klagte die Betroffene über brennende Schmerzen in der Speiseröhre bis zum Magen, als ob sie innerlich brenne.

Literatur:
Giftnotruf Nürnberg, 6.8.1998: »Jod/Kaliumjodid/Natrium-
jodid«: »Toxizität«.
Lewin, Louis: »Gifte und Vergiftungen«: »Lehrbuch der Toxikologie«, 6. Auflage, Heidelberg 1992, S. 103.

Wolff-Chaikoff-Effekt

Die Schilddrüse des noch ungeborenen Kindes ist auf
eine besondere Weise jodempfindlich: Sie reagiert auf
sehr hohe Jodkonzentrationen, die sie über die Ernäh-
rung/Medikation der Mutter erhält, mit einer Abnahme
der Sekretion von Schilddrüsenhormonen, d. h. sie
entwickelt bereits im Mutterleib eine Unterfunktion
(Hypothyreose) der Schilddrüse. Dieser Mechanismus
wird »Wolff-Chaikoff-Effekt« genannt. Auf dem 15.
Wiesbadener Schilddrüsengespräch im März 1997
(»Schilddrüsenkranke in der Frühphase des Lebens«)
referierte der Stuttgarter Endokrinologe Rainer Hehrmann über diese Erkrankung und warnte nachdrücklich
vor der Verwendung jodhaltiger Medikamente und
Substanzen in der Schwangerschaft und nach der
Geburt.

*In der Schwanger-
schaft können
zusätzliche Jod-
gaben zu einer
angeborenen
Unterfunktion des
Kindes führen*

Bereits 1994 wird in »Rote Liste« (Orange, S. 203), dem
Arzneimittelverzeichnis des Bundesverbandes der
Pharmazeutischen Industrie davor gewarnt, »Jodverbindungen« in Schwangerschaft und Stillzeit über die
ärztliche Verordnung hinausgehend zu verabreichen,
weil die Substanz in die Milch übergeht. »In Abhängigkeit von Dosis, Art der Anwendung und Dauer der
Medikation kann eine Hypothyreose des Säuglings ein-
treten«, und in der Schwangerschaft eine Hypothyreose des Fetus.

Eine Überversorgung der Schwangeren mit Jod führt demnach bei der Schilddrüse des ungeborenen Kindes zu einer Verminderung der Schilddrüsenfunktion, woraus sich dann eine Unterfunktion entwickelt. Ein solches Kind kommt mit einer so genannten »angeborenen Unterfunktion« zur Welt, was ohne die Überjodierung der Mutter in der Schwangerschaft wahrscheinlich nie passiert wäre.

In den letzten Jahren, in denen es durch die in ihrer Menge nicht mehr bestimmbare Jodierung fast aller Lebensmittel sehr schnell zu einer Überjodierung kommen kann, nimmt die Zahl derjenigen Kinder, die mit diesem Wolff-Chaikoff-Effekt zur Welt kommen, deutlich zu.

Morbus Basedow bei Schwangeren

Außer der Hypothyreose der Schilddrüse muss auch auf die Hyperthyreose (Überfunktion) bei Säuglingen geachtet werden, wenn ihre Mütter an Morbus Basedow (Autoimmunerkrankung) leiden. Bislang waren das in Deutschland noch unter 1% der Schwangeren. In den USA, wo es schon seit Jahrzehnten über jodhaltiges Mehlbleichmittel erhöhte Jodgehalte in Lebensmitteln gibt, beträgt der Prozentsatz der basedowkranken Schwangeren bereits 5%.

Dass die Jodierung der Lebensmittel nun auch in Deutschland gerade bei Schwangeren aufgrund ihrer besonders sensiblen Hormonlage zu einem erhöhten Basedow-Risiko führt und Schwangere – nicht nur diejenigen mit Morbus Basedow – dadurch grundsätzlich zu einer Risikogruppe werden, sollte kritischer behandelt werden, als es zurzeit geschieht. Die Kinderärztin Annette Grüters-Kieslich äußerte sich auf dem bereits erwähnten 15. Wiesbadener Schilddrüsengespräch zu diesem Aspekt meiner Meinung nach eher verharmlosend: »Sicherlich muss mit zunehmender Verbesserung der Jodversorgung auch in Deutschland ein besonderes Augenmerk auf die Schwangeren mit M. Basedow gerichtet werden, da in Zukunft bei ausreichender Jodversorgung die Therapie während der Schwangerschaft möglicherweise modifiziert werden muss, um eine Zunahme der Inzidenz der angeborenen Hyperthyreose zu vermeiden.«

Sind Frauen bereits erkrankt, wird ihre Behandlung schwierig, wenn sie schwanger werden und dem die Überfunktion steigernden Jod in der Nahrung nicht ausweichen können.

Behandlungsziel ist es, die Überfunktion zu bremsen. Da Jod die Tätigkeit der Schilddrüse anregt, muss auf zusätzliches Jod in der Nahrung verzichtet werden. Reicht der Jodverzicht nicht aus, um die überschüssige Produktion der Schilddrüsenhormone zu bremsen, werden so genannte Thyreostatika (Jodisationshemmer) verordnet.

Aber hier beginnen die Probleme: in H. P. T. Ammons »Arzneimittelneben- und -wechselwirkungen« werden sie dargestellt. Es wird davor gewarnt, Thyreostatika in der Schwangerschaft und Stillperiode anzuwenden, da »Thiouracile« die Plazentaschranke sofort passieren. Das führt dann zu einer Kropfbildung beim Kind.

Thyreostatika führen zur Kropfbildung beim Kind

Medikamente, die die Überfunktion der Mutter bremsen, verursachen also beim Ungeborenen einen Kropf, der aber, laut Ammon (S. 900) nach Absetzen der so genannten Jodisationshemmer wieder zurückgeht.

Weitere vorgeburtliche Schädigungen sind, ebenfalls nach Ammon: »Bei 24 Schwangerschaften hatte die Behandlung mit Propylthiouracil oder Thiamazol (Jodisationshemmer) vier Mal den fetalen Tod zur

Folge, in vier Fällen trat fetale Kropfbildung auf, fünf Kinder hatten kongenitale (angeborene) Abnormitäten. Die Kombination von Thyreostatika und T3 hat die neonatale Hypothyreose nicht vermindert, vermutlich weil die T3 im Gegensatz zu den Thyreostatika die Plazentaschranke nicht passiert. In einer Untersuchung an 28 Patientinnen mit Hyperthyreose und Schwangerschaft wurde die eine Hälfte der Patienten chirurgisch, die andere Hälfte mit Thyreostatika behandelt. Die Abortrate (Fehlgeburtsrate) betrug im ersteren Fall 16%, im zweiten Fall 33%. Es bestand in dieser Untersuchung zwar keine Korrelation der Abortrate zur Dosis der Thyreostatika; dennoch schließen die Autoren auf ein Risiko der Behandlung mit Thyreostatika in der Schwangerschaft.«

Weiter schätzen die Experten, dass die Hälfte der Kröpfe von Neugeborenen auf Propylthiouracil und/oder eine Jodidbehandlung der Schwangeren zurückzuführen sind. Deswegen stellen sie fest: »Eine iodinduzierte Hypothyreose kann schwer wiegende Auswirkungen auf die Entwicklung des Gehirns haben. Daher Vorsicht mit iodhaltigen Präparaten in der Schwangerschaft.«

Jodidbehandlung kann auch zum Tode des Kindes führen: »Nach Gabe von Jod während der Schwangerschaft wurde über zwei neonatale (nachgeburtliche) Todesfälle mit kongenitalen Kröpfen berichtet. Die Schwangeren haben insgesamt 234 und 324 g Kaliumjodid aufgenommen. Iodide in der Muttermilch können möglicherweise ebenfalls Kropf und Hypothyreose beim Säugling hervorrufen.«

Entgegen diesen Erfahrungen werden im Zuge der Jodprophylaxe Schwangere als diejenige Gruppe bezeichnet, die einen erhöhten Jodbedarf hätte. Wie

Apotheker bestätigten, werden Schwangeren zusätzlich zur jodierten Nahrung noch Jodtabletten verordnet.

Apropos Jodtabletten: Die Fernsehsendung »Schlaglicht« im SWF 3 am 20.9.2000 verbreitete, dass Jodtabletten radioaktiv seien. Auf eine Nachfrage beim Südwestfunk wurde dieser Sachverhalt bestätigt, allerdings mit der Differenzierung, dass nur solche Jodtabletten schwach radioaktiv seien, die in der Strahlentherapie bei Tumorpatienten eingesetzt würden. Die verantwortliche Redakteurin versicherte, dass diejenigen Jodtabletten, die Schwangeren und Kindern verabreicht würden, nicht radioaktiv seien.

Radioaktive Jodtabletten

Literatur:

Ammon, Hermann P. T.: »Arzneimittelneben- und -wechselwirkungen«. Ein Handbuch und Tabellenwerk für Ärzte und Apotheker«; Stuttgart 1991, S. 900.

Braunschweig-Pauli, Dagmar: »Jod-Krank. Der Jahrhundertirrtum«. 2. Auflage Trier 2007, S. 116.

Pfannenstiel, Peter/Hotze, Lothar-Andreas (Hrsg.): »Schilddrüsenkranke in der Frühphase des Lebens«. In: »15. Wiesbadener Schilddrüsengespräch«, März 1997, Frankfurt/Main, S. 11, S. 18ff, S. 37.

»Rote Liste« 1994: »Arzneimittelverzeichnis des Bundesverbandes der Pharmazeutischen Industrie e.V., Orange, S. 203.

Stiftung Warentest: »Handbuch Medikamente«, Berlin 2000, S. 327; Berlin 2001, S. 381.

Zappelbeine – »restless legs«

*Vier Millionen
Menschen in
Deutschland
betroffen*

Das Restless-Legs-Syndrom (RLS) ist eine Erkrankung, die erst ab ca. 1991 allmählich die Beine von inzwischen vier Millionen Menschen in Deutschland erobert hat, womit es zu den neuen, unbekannten und medizinisch noch unerforschten Krankheiten gehört.

Die Symptome sind: »Ameisenlaufen«, Kribbeln, Ziehen und Brennen an den Beinen, besonders abends oder nachts, wenn der Mensch zur Ruhe kommt. Die willkürlichen, zuckenden Eigenbewegungen der Beine sind für die Betroffenen quälend; sie können sich nicht entspannen, schlafen schlecht und sind dementsprechend zunehmend erschöpft.

In der Schulmedizin wird konstatiert, dass die Ursache für diese populär »Zappelbeine« genannte Erscheinung bislang nicht bekannt sei.

Therapiert wird dieses quälendende Phänomen mit Opiaten, Benzodiazepine oder mit Parkinson-Medikamenten (Levodopa und Benderazid).

*Die Homöopathie
kennt Unruhe und
Zucken der Beine
als Jod-Symptome*

In der Homöopathie greift man bereits auf langjährige Erfahrungen zurück, wenn man die »Zappelbeine« als eine Reaktion auf Jod deutet. Da heißt es als Jod-Symptom der peripheren Nerven: »Ameisenlaufen, Unruhe, Zuckungen«. (Stauffer, S. 359)

Im Zeitalter der totalen Jodierung wäre es jedenfalls einen Versuch wert, erst einmal auf künstlich jodierte Lebensmittel zu verzichten. Vielleicht hören die Zappelbeine dann ja tatsächlich auf, weil auch hier Jod die Ursache gewesen ist?

Literatur:
Mandl, Elisabeth: »Tiere, Minerale und andere Heilmittel in
  der Homöopathie«, Wien 1992, S. 97.
»Pschyrembel. Klinisches Wörterbuch«, 259. Auflage, Berlin
  2002, S. 1441.
»Restless-Legs-Syndrom: Diagnose leichter erstellbar als ver-
  mutet«. In: »Natur & Heilen«, November 2001, S. 6.
»Seniorenratgeber«, März 2000, S. 10.
Stauffer, Karl: »Klinische homöopathische Arzneimittellehre«,
  Regensburg 1926, S. 359.

Zitternde Hände

Das Zittern der Hände (Tremor), aber auch der Beine, **Tremor**
gehört mit zu den Hauptsymptomen einer Überfunktion.
Ein einfaches Ausstrecken der Hände reicht, um das
zittrige Vibrieren der Finger erkennen zu können.
Beim Zittern der Hände sollte man also auch immer
eine durch (zu viel) Jod ausgelöste Schilddrüsenüberfunktion in Betracht ziehen.

Literatur:
Pfannenstiel, Peter/Schwarz, Werner: »Nichts Gutes im
  Schilde«, Stuttgart 1994, S. 62, S. 138.

Zöliakie

Zöliakie tritt häufig zusammen mit der durch Jod ausgelösten Autoimmunerkrankung → Dermatitis herpetiformis Duhring auf.

201

*Zöliakie – Diät
ohne Jodzusätze*

Aber auch wenn eine Zöliakie ohne diese Hauterkrankung auftritt, ist ihre Behandlung nur dann erfolgreich, wenn auf jodierte bzw. jodhaltige Nahrungsmittel wie Jodsalz, Seefisch etc. verzichtet wird.

Die Deutsche Zöliakie-Gesellschaft (s. Adressen im Anhang) gibt eine regelmäßig aktualisierte Aufstellung aller allgemein käuflichen, gluten- und (nach Anfrage bei der Deutschen SHG der Jodallergiker) jodfreien Lebens- und Arzneimittel sowie Rezeptsammlungen heraus.

Literatur:

Mecke, Heide: »Die Deutsche Zöliakie-Gesellschaft e. V.«. In: »Ernährungsrundbrief 2/2001«, S. 28/29, herausgegeben vom Arbeitskreis Ernährungsforschung e. V. (s. Adressen im Anhang).

Merk, Hans F.: »Jodallergien bzw. Jodinduzierte Hautveränderungen im Zusammenhang mit jodiertem Salz?« In: Großklaus, Rolf/Somogyi, Arpad (Hrsg.): »Notwendigkeit der Jodsalzprophylaxe«, bga Schriften 1994, S. 55.

Zuckerkrankheit → Diabetes

Anhang

Weiteres Wissenswertes über Jod

Jodmangel

Offiziell gibt es den Begriff »Jodmangel« erst seit etwa 1990, nachdem sich nach der Wiedervereinigung ehemalige DDR-Mediziner dem seit 1984 in der BRD arbeitenden »Arbeitskreis Jodmangel« angeschlossen hatten und mit der öffentlichen Meinungsbildung begannen.

Offiziell gibt es den Begriff »Jodmangel« erst seit etwa 1990

Tatsächlich werden in Deutschland Lebensmittel aus aller Welt konsumiert, sodass der angebliche Jodmangel der deutschen Böden auch dann keine dramatische Auswirkung auf die Ernährung der Deutschen hätte, wenn es ihn wirklich gäbe.

Jodmangel der deutschen Böden?

Allerdings muss diese immer wieder angeführte Behauptung angezweifelt werden angesichts der über ganz Deutschland verteilten jodhaltigen Mineral- und Heilquellen (s. → Jodquellen): z. B. in Bad Aachen, Bad Abbach, Bad Birnbach, Bad Brückenau, Bad Camberg, Bad Endorf, Bad Füssing, Bad Gögging, Bad Griesbach, Bad Heilbronn, Bad Kissingen, Bad Tönisstein, Bad Tölz, Bad Vilbel, Bad Wiessee, Bad Wildbad, Bad Wildungen, Bad Zwesten, Dreis, Freiburg, Gerolstein, Lahnstein, Mainz, Nürtingen, Selters an der Lahn, Warburg.

Literatur:

Braunschweig-Pauli, Dagmar: »Jod-Krank. Der Jahrhundert-irrtum«, 2. Auflage Trier 2007, S. 241ff.

Information »Deutscher Bäderverband e. V.« über Heilbäder und Kurorte.

Pfannenstiel, Peter/Schwarz, Werner: »Nichts Gutes im Schilde«, Stuttgart 1994, S. 19f.

Jodquellen

Wie die Verabreichung von Jod in jeder Form, so ist auch der Besuch von Jodquellen nicht unbedenklich. In Deutschland gibt es viele Jodbäder (s. a. → Jodmangel).

Jodbäder sind z. B. ungeeignet bei Krebs und Herz-Kreislauf-Erkrankungen, Bluthochdruck und Überfunktion

Zu folgenden ausgewiesenen Jodquellen bzw. Jod-bädern werden die nachstehenden Gegenanzeigen genannt:

Bad Füssing (Jod: 0,46 mg/l): »Akute Entzündungen aller Art, malignen Tumore, bis fünf Jahre postoperativ, Infektionskrankheiten, dekompensierte Herz- und Kreislaufkrankheiten, Zustand nach Infarkt frühestens nach neun Monaten. Schwere körperliche Erschöp-fungszustände.«

Bad Birnbach (Jod: 0,63 mg/l): »Alle Formen der Herzinsuffizienz, angeborene und reaktive pulmonale Hypertonie, schwere Angina Pectoris, schwere Hyper-tonie, ausgeprägte Hyperthyreose, akute, vor allem infektiöse Krankheiten, akute Thrombophlebitis, flori-de Nieren- und Lebererkrankungen, chronisch zehren-de Krankheiten, organische Hirnleiden, ansteckende Hautkrankheiten.«

Bad Griesbach (Jod: 0,64 mg/l): »Alle Formen der Herzinsuffizienz, angeborene und reaktive pulmonale Hypertonie, schwere Angina Pectoris, schwere Hyper-tonie, ausgeprägte Hyperthyreose, akute, vor allem infektiöse Erkrankungen, akute Thrombophlebitis, flo-

ride Nieren- und Lebererkrankungen, chronisch zeh-
rende Krankheiten, organische Hirnleiden, ansteckende Hautkrankheiten.«
Bad Abbach (Jod: 0,17 mg/l): »Schwere Formen der
Herzinsuffizienz, Angina Pectoris, infektiöse Erkrankungen, akute Thrombophlebitis, floride Nieren- und
Lebererkrankungen, organische Hirnleiden.«
Bad Gögging (Jod: 0,42 mg/l die Mineralquelle; 0,60
mg/l die Schwefelquelle): »Alle akuten Entzündungen,
bösartigen Geschwulste, Infektionskrankheiten, offene
Tuberkulose, schwere Herz- und Kreislaufkrankheiten.«

Für alle Jodbäder ist außerdem zu beachten:
»Das Vorliegen einer Prostataerkrankung gilt in den
Jodbädern als Gegenanzeige für den Gebrauch der
Trinkquelle«. (Stauffer, S. 361)

*Keine Jodbäder
bei Prostata-
erkrankung*

Literatur:
Braunschweig-Pauli, Dagmar: »Jod-Krank. Der Jahrhundert-
irrtum«, 2. Auflage Trier 2007, S. 100.
Information: »Deutscher Bäderverband e. V., Schumannstr.
111, 53113 Bonn: Heilbäder und Kurorte«, Februar 1999.
Stauffer, Karl: »Klinische homöopathische Arzneimittellehre«,
Regensburg 1926, S. 361.

Jod-Recycling
Im Jahre 1996 informierte der Bonner Generalanzeiger
mit dem Artikel »Tausendmal recycelt und immer wieder neu. Troisdorfer Unternehmen entwickelte Verfahren, um Jod wieder aufzubereiten – weltweit einmalig«
über ein Recycling-Verfahren von Jod aus Industrieabfällen aus aller Welt. Es handelt sich dabei um
das weltweite Monopol für Jod-Recycling der deutschen Chemiefirma MCG Metall-Chemie (www.

metall-chemie.com). In dem Zeitungsartikel wurde aufgrund der Formulierung »einen Teil des recycelten Elements braucht MCG selbst, zum Beispiel für die Herstellung von Jodsalz« (Pelka, 12. Nov. 1996), die vom damaligen Konzernchef Dieter Scharff nicht beanstandet wurde, die Schlussfolgerung nahegelegt, ein Teil des recycelten Jodes gelange als jodiertes Speisesalz in die Nahrungskette. Tatsächlich ist dies nicht der Fall. Eine Nachfrage im Februar 2004 bei dem neuen Geschäftsführer von MCG Metall-Chemie GmbH & Co. KG ergab, »dass MCG niemals Produzent von iodiertem Speisesalz war und nicht etwa erst nach späterer Einsicht eine solche Produktion eingestellt hat.« Auch ein anderer Chemiekonzern beschäftigt sich mit Jod-Recycling. Die Leuna »Spezialchemie« (www.infraleuna.de) informiert darüber auf ihrer Homepage: »Zusätzlich zur historischen Schwefelchemie werden in den Mehrzweckanlagen maßgeschneiderte Spezialchemikalien für die Pharma-, Agro-, Lebensmittel- und Kunststoffindustrie hergestellt. Neue Produktlinien sind Jodrecycling, Jod-Derivate, …«. Am Institut für Umweltschutztechnik (Fachbereich Ingenieurwissenschaften) der Martin-Luther-Universität Halle-Wittenberg (http://ust.iw. uni-halle.de) wurde ein neues Verfahrenskonzept entwickelt, und zwar die »Jodrückgewinnung aus röntgenkontrastmittelhaltigen Krankenhausabwässern«, die bisher in den kommunalen Abwasserreinigungsanlagen lediglich verdünnt worden waren und wodurch das Jod aus Röntgenkontrastmitteln auch ins Trinkwasser gelangte. Das neue Recyclingverfahren ermöglicht durch »die Kupfer katalysierte alkalische Hydrolyse« die Freisetzung des in Röntgenkontrastmitteln gebundenen Jods als Jodid. Am Ende des Vorgangs wird Jodid »durch Oxydation in elementares Jod überführt und abgetrennt. Das verbleibende weitgehend jodfreie Abwasser hat das Potenzial, als Stickstoff- oder Kalidüngemittel verwertet zu werden« (Reisch et al., 2003, S. 359ff). Leider heißt »weitgehend jodfrei«, dass trotz des aufwendigen Recyclingverfahrens immer noch Jodreste aus den röntgenkontrastmittelhaltigen Krankenhausabfällen in den Abwässern enthalten sind, die als Düngung verwandt werden dürfen. Und so kommen – möglicherweise auch kontaminierte – Jodrückstände über den Umweg der Düngung in die Nahrungskette.

Literatur:
Braunschweig-Pauli, Dagmar: »Jod-Krank. Der Jahrhundertirrtum«, 2. Auflage Trier 2007, S. 137ff.
Pelka, Julia: »Tausend Mal recycelt und immer wie neu. Troisdorfer Unternehmen entwickelt Verfahren, Jod wieder aufzubereiten – weltweit einzigartig«, in: Bonner Generalanzeiger, 12. November 1996
Reisch, Mathias/Knorr, André/Großmann, Dietlinde/Köser, Heinz: »Zur Jodrückgewinnung aus Krankenhausabwässern«, in: GWF, Wasser-Abwasser 144 (2003) Nr. 5, S. 359–364

Jodsalz

In sämtlichen deutschen, österreichischen und schweizerischen, mittlerweile auch polnischen, luxemburgischen und französischen Lebensmittelläden erhalten Sie jodiertes Speisesalz (Jodsalz).

In den Service-Informationen des Arbeitskreises Jodmangel steht: »Jodsalz enthält in der Bundesrepublik Deutschland pro Kilogramm im Durchschnitt (!) 20 Milligramm (mg) Jod in Form von Jodat. Das ist so viel, dass bei einer täglichen Verzehrsmenge von fünf

Jodsalz in vielen europäischen Ländern erhältlich

Gramm Jodsalz im Mittel 100 Mikrogramm Jod aufgenommen werden …

Jodierte Speisesalze werden von allen Salzherstellern angeboten. Darüber hinaus gibt es noch zahlreiche Handelsmarken. Der Jodgehalt ist jedoch bei allen gleich. Im Lebensmittelhandel sind ferner noch diverse Kräuter- und Gewürzsalze mit Jod im Angebot … In Deutschland gibt es seit 1991 Jodsalz auch mit einem Zusatz von Fluorid …«

Die Angaben zum Jodgehalt müssen allerdings angezweifelt werden, denn in einem Sachbuch (Köhrle, S. 226/7) wird dazu Folgendes bemerkt: »Es muss darauf hingewiesen werden, dass den Herstellern des mit Jodid ergänzten Speisesalzes die Flüchtigkeit des Jodes aus dem Jodid bekannt ist. Aus diesem Grunde setzen sie dem Speisesalz nicht 25, sondern 35 mg/kg zu …«

Der tatsächliche Jodgehalt im Jodsalz ist höher als die angegebenen 20 Milligramm

Die Untersuchungen, in welchem Zeitraum sich wie viel Jodid verflüchtigt, führten zu interessanten Ergebnissen. »Das iodidergänzte Speisesalz im Foliensack verlor innerhalb von 112 Lagerungstagen nur 8% seines Jod-Bestandes, das im Papiersack 3% seines Jod-Anteiles.« Gemessen wurden die Jodgehalte am 1., 28., 56. und 112. Tag. Die Jodverluste wurden erst ab dem 56. Tag markant!

Zwei Tatsachen sind diesen Fakten zu entnehmen: 1. der Jodgehalt im Speisesalz ist nicht korrekt angegeben – er ist größer. 2. je länger ein Jodsalz gelagert wurde, umso mehr nähert sich sein Jodgehalt der angegeben Jodmenge an, ohne sie allerdings zu erreichen!

Der Toxikologe Louis Lewin steht dem Gebrauch von Jodsalz aufgrund seiner Erfahrungen mit Jodvergiftungen und durch Jod ausgelöster, tödlich verlaufender

Thyreotoxikose sehr ablehnend gegenüber. Er stellt fest:»Das wesentlich hierbei wirkende ist meiner Auffassung nach das Jod, und in zweiter Reihe erst irgendein aus der kranken Thyreoidea mobil gemachter Stoff. Ich habe dargelegt, dass, um das Jodniveau zu erhalten, einige Milligramme Jodsalz in vierzehn Tagen ausreichen. Der dauernde Gebrauch von Halkajod, dem jodhaltigen Siedespeisesalz, anstelle des gewöhnlichen Speisesalzes, rief wiederholt bei Strumösen schwere Vergiftungen hervor: hohe Pulszahl, vasomotorische Erregbarkeit, Schweiße, Tremor, psychische Labilität … Verminderung der Zahl der roten Blutkörperchen …«

Schwere Vergiftungen durch jodiertes Speisesalz

Lewin berichtet von einer Frau, die durch die Verwendung von Jodsalz eine tödlich verlaufende Thyreotoxikose erlitt:»Eine Frau litt an alter rezidivierender Endokarditis (Herzinnenhautentzündung) geringen Grades, die aber niemals zu Insuffizienzerscheinungen geführt hätte.

Durch den Genuss des im freien Handel käuflichen Halkajods entstand bei ihr, die besonders disponiert war, eine Thyreotoxikose, die durch Herzbeeinflussung zum Tode führte.«

In seinem »Lehrbuch der Toxikologie« nennt Lewin weitere Krankheitssymptome, die durch Jodsalze hervorgerufen werden: Das sind ein erhöhtes Harnvolumen, Trübung des Sehvermögens bis zur Blindheit und Linsentrübung, Gewebeschwellung an verschiedenen Körperteilen, Hautausschläge, die bis zur Tellergröße anwachsen können, und die tödliche Herzbeutelentzündung. Es kommt zu nervösen Störungen wie Zittern, Brustbeklemmung und Schmerzanfälle in verschiedenen Nervenbahnen, auch im Trigeminus.

Vielfältige Krankheitssymptome

Der Jodismus tritt nach Lewin mit fahler Hautfarbe,

Abmagerung, Schwund von Fett und drüsigen Organen wie Brustdrüsen und Hoden auf, mit gestörter Verdauung, Herzklopfen, allgemeiner Körperschwäche, auch mit vorübergehender Lähmung der *Todesfälle* Extremitäten.»Es sind auch zweifellose Todesfälle nach arzneilichem Gebrauch der Jodsalze beobachtet worden.« (S. 107)

Literatur:
www.jodmangel.de
Köhrle, Josef: »Mineralstoffe und Spurenelemente«, Stuttgart 1998, S. 226ff.
Lewin, Louis: »Gifte und Vergiftungen: Lehrbuch der Toxikologie«, 6. Auflage Heidelberg 1992, S. 104–107.

Jodtherapie (Jodetten/Jodid)

Jodetten mit Kaliumjodid (100 Mikrogramm oder 200 Mikrogramm Jod pro Tablette) werden zur so genannten »Kropf«- oder »Strumaprophylaxe« verordnet und sollen ein Kropfwachstum verhindern.

Im »Kursbuch Medikamente und Wirkstoffe« wird Jodid als »ein wirksames Medikament zur Prophylaxe und Behandlung des Kropfes« bewertet. (S. 481)

Für Kinder wird die Einnahme von Jodtabletten mit 50 bis 100 Mikrogramm Jodid, für Jugendliche und Erwachsene Jodtabletten mit 100 bis 200 Mikrogramm empfohlen.

Jodidbehandlung Die Anwendung ist umstritten; Hormonfachleute mei-
ist umstritten nen jedoch, dass meist zu lange mit zu hoch dosiertem Jodid behandelt wird.

Die Arzneimittelinformation eines bekannten Pharma-Unternehmens führt folgende Gegenanzeigen auf:
»manifeste und latente Schilddrüsenüberfunktion; bei gutartigen, hormonbildenden Knoten oder unkontrol-

liert hormonbildenden Bezirken; Überempfindlichkeit gegen einen der Bestandteile; bei ›Jodetten-depot‹ zusätzlich Jodallergie und Dermatitis herpetiformis Duhring.

Nebenwirkungen: In Einzelfällen kann es zu einer jodbedingten Schilddrüsenüberfunktion kommen. Voraussetzung dazu sind in den meisten Fällen unkontrolliert hormonbildende Bezirke in der Schilddrüse. Gefährdet sind vor allem ältere Patienten mit lange bestehendem Kropf. Bei Jodüberempfindlichkeit kann die Einnahme von ›Jodetten-depot‹ zu Fieber, Hautausschlag, Jucken und Brennen der Augen, Reizhusten, Durchfall oder Kopfschmerzen führen.«

Die von der Stiftung Warentest aufgeführten Gegenanzeigen sind noch ausführlicher:

Gefährdet sind vor allem ältere Patienten

»*Achtung* :

Unter folgenden Bedingungen dürfen Sie kein Jodid einnehmen:

– Der Verdacht auf Schilddrüsenkrebs ist nicht ausgeräumt.

– Sie haben eine Schilddrüsenüberfunktion. (Ausnahme: Das Jodid dient dazu, eine Schilddrüsenüberfunktion zu behandeln, die sich krisenhaft zugespitzt hat, oder Sie auf eine Operation vorzubereiten.)

– Wenn es in Ihrer Schilddrüse so genannte autonome Bereiche gibt, darf die tägliche Joddosis 300 Mikrogramm nicht überschreiten. Als autonome Knoten bezeichnet man Zellbezirke in der Schilddrüse, die der Steuerung durch die Gehirndrüsen nicht mehr gehorchen.

– Sie leiden an der Hautkrankheit Dermatitis herpetiformis Duhring.

– Sie sind überempfindlich gegenüber Jod.

Kein Jodid bei Schilddrüsenkrebs

Jodid – Wechselwirkungen mit anderen Medikamenten

Wenn Sie noch andere Medikamente nehmen ist zu beachten:

– Jodid verringert die Wirkung der Medikamente, die eine übermäßige Produktion von Schilddrüsenhormonen bremsen sollen. Auch eine Radiojodbehandlung wirkt schlechter.

– Der Kaliumanteil, der durch Kaliumjodid in den Körper gelangt, belastet den Kaliumhaushalt. Dieser Effekt verstärkt sich, wenn Sie zusätzlich Kalium sparende Diuretika (bei zu hohem Blutdruck und Nierenfunktionsstörungen) einnehmen.

Jod im Körper – wann wird die kritische Grenze überschritten?

– Eine Reihe von Arzneimitteln enthält Jod. Kommt dieser Anteil zu den Jodidtabletten hinzu, kann die kritische Grenze überschritten werden, ab der unerwünschte Wirkungen zu erwarten sind. Zu diesen Arzneimitteln gehören vor allem Röntgenkontrastmittel, Polyvidon-Iod und Jodtinktur (bei Hauterkrankungen, zur Desinfektion) sowie Amiodaron (bei Herzrhythmusstörungen).

– Lithium (bei Depressionen) wirkt dem Effekt von Jodid entgegen.

Unerwünschte Wirkungen
Selten, aber gefährlich

Es kann sich eine Überfunktion entwickeln, wenn in der Schilddrüse unerkannt autonome Bezirke vorliegen, die der Steuerung durch die Gehirndrüsen nicht mehr gehorchen.

Das Risiko einer Unterfunktion besteht bei Personen, die eine Schilddrüsenentzündung oder die Basedowkrankheit haben oder hatten.

Bei Mengen von mehr als einem Milligramm Jodid pro Tag kann es zu Überempfindlichkeitsreaktionen kommen. Dann treten ein juckender Hautausschlag (›Jodakne‹), Fieber, ›Jodschnupfen‹ und eine Bronchitis auf, die Bindehaut der Augen kann sich entzünden, die Funktionen von Magen und Darm sind gestört. Wenn Haut und Schleimhäute anschwellen, besonders die der Atemwege, sollten Sie den Notarzt rufen.«

Trotz dieser hier aufgezählten jodinduzierten Risiken werden auch in dem »Handbuch Medikamente« von Stiftung Warentest noch für Schwangere und Stillende, für Kinder unter 14 Jahren und für Personen über 60 Jahren Jodid-Verordnungs-Vorschläge gegeben, die von festen, und wie sich gezeigt hat, überhöhten Jodbedarfswerten ausgehen.

Überhöhte Jodbedarfswerte

Es ist unmöglich, einen Jodbedarfswert für alle Menschen festzulegen. Denn jeder Mensch hat einen eigenen, individuellen Jodbedarf. Der Berliner Endokrinologe Professor Dr. Jürgen Hengstmann sagte in einem persönlichen Gespräch im Sommer 2002: »Wir haben zwar die deutsche Einheit, aber nicht den deutschen Einheitsmenschen.«

Der Jodbedarf ist individuell

Inzwischen musste auch tatsächlich die empfohlene Jodbedarfsmenge für Schwangere nach unten korrigiert werden. Jodbefürworter und Mitglied im Arbeitskreis Jodmangel, Professor Dr. Peter Scriba gab in einem Interview für das »Journal für die Frau« (16. Mai 2001) die neueste Empfehlung des Arbeitskreises Jodmangel für Schwangere bekannt. Danach sollen werdende Mütter nicht mehr 260 Mikrogramm, wie bisher geraten, sondern nur noch 100 Mikrogramm Jod pro Tag zu sich nehmen.

Diese Pauschalempfehlung übersieht aber, dass in fast allen Lebensmitteln, angefangen mit Brot über Fleisch- und Milchprodukte, Eier, Fertigprodukte, jede Menge Jod zusätzlich enthalten ist.

Zum Beispiel enthält ein Ei seit der Jodierung der Mineralfuttergemische im Durchschnitt bereits bis zu 64 Mikrogramm Jod. (Vgl. Köhrle, S. 224.)

Eine Schwangere, die gerne ein Frühstücksei verzehrt, braucht nach der neu vom Arbeitskreis Jodmangel empfohlenen Jodmenge dann nur noch weitere 36 Mikrogramm Jod, um ihren – als gesundheitlich unschädlich eingestuften – täglichen Jodbedarf zu decken.

Das dürfte ihr nun in Deutschland allerdings nicht mehr gelingen: Im Vergleich zu 1988 hat sich der Jodgehalt von Hühnereiern vervierzehnfacht (was eine Verfünffachung des Jodgehaltes im Eierlikör nach sich zog), und der Jodgehalt von Milch hat sich vervierfacht. (Köhrle, S. 224)

Lebensmittel-jodierung für alle Bürger gefährlich

Und mit dieser fatalen Lebensmitteljodierung, die nach den Wünschen der Jodprotagonisten ja noch intensiviert werden soll, befinden sich alle Bundesbürger im Gefahrenbereich.

Im »Lehrbuch der Pharmazeutischen Chemie« (S. 57f.) finden sich folgende toxische Nebenwirkungen des Jodes beschrieben:

»Als Nebenwirkung der Jodtherapie muss mit chronischer Jodvergiftung (Jodismus) gerechnet werden. Sie ist durch Reizung der Schleimhäute und Hauterkrankungen gekennzeichnet. Außerdem gibt es gegen Jod empfindliche Patienten (Jodallergie), die auf geringe Jodmengen mit ähnlichen Erscheinungen wie beim Jodismus reagieren.

Jod- und Quecksilberverbindungen dürfen auf keinen Fall gleichzeitig appliziert werden. Bekannt sind Erblindungen bei Anwendung von Quecksilberpräparaten am Auge und gleichzeitiger Behandlung der Haut mit Jodtinktur.«

Im Kursbuch Medikamente (S. 481) wird folgende Warnung erteilt:

»*Nebenwirkungen:*

Herzrasen, Gewichtsabnahme, Zittern

… Sie äußern sich mit Herzrasen, Gewichtsabnahme, Zittern, Durchfällen und Haarausfall. Besonders gefährdet sind ältere Menschen, bei denen sich Bereiche in der Schilddrüse gebildet haben, die unabhängig vom körperlichen Bedarf Schilddrüsenhormone produzieren … Diese Bezirke werden zusätzlich mit Jod ›gefüttert‹ und zur Aktivität angeregt – eine Überfunktion ist die Folge.

Achtung: Menschen mit einer Schilddrüsenüberfunktion sollen kein zusätzliches Jod einnehmen, da sich die Symptome verstärken können.

Kein zusätzliches Jod bei Überfunktion

Schwangerschaft und Stillzeit:
… Trotzdem darf Jod nicht überdosiert werden. 100 bis 200 Mikrogramm täglich werden empfohlen. Gleiches gilt für die Anwendung der Stillzeit.

Daher unsere Bewertung:
Jodid ist ein wirksames Medikament zur Prophylaxe und Behandlung des Kropfs. Allerdings sollte bei älteren Menschen und bei länger bestehendem Kropf vorsichtig behandelt werden, da es sonst zur Auslösung einer Überfunktion kommen kann.«

Ein Fall zur Diskussion:

Dr. Annette Grüters von der Berliner Humboldt-Universität berichtete auf einer Veranstaltung des Vereins »Forum Schilddrüse« in Berlin kritisch über

---

Pubertäre Schild-drüsenvergröße-rung heute Folge einer – jodindu-zierten – Auto-immunerkrankung

die Jodtherapie. Sie stellte fest, dass es nicht mehr gerechtfertigt sei, »einem Mädchen in der Pubertät mit vergrößerter Schilddrüse ohne weitere Diagnostik Jodid-Tabletten zu verschreiben. Eine Autoimmunthyreoiditis sei heute als Ursache der Schilddrüsenvergrößerung wahrscheinlicher als die Jodmangelstruma. Da die Gabe von Jod bei dieser Erkrankung vermieden werden sollte, müsse die Ursache der Pubertätsstruma immer genau abgeklärt werden … Sie berichtete von einer 15-Jährigen, die wegen ihrer Struma über ein Jahr mit Jodid-Tabletten behandelt worden war, bis sich herausstellte, dass sie ein Schilddrüsenkarzinom hatte.«

Literatur:

»Ärzte Zeitung«, 24.10.2000: »Kinder mit Struma – meist liegt's nicht am Jodmangel«.

»Henning Berlin« (Hrsg.): Arzneimittelinformation: www.henning.de/schild_arznei.htm, Henning Berlin 1997.

Knabe, Joachim: »Lehrbuch der Pharmazeutischen Chemie«, Stuttgart 1962, S. 57f.

Köhrle, Josef: »Mineralstoffe und Spurenelemente«, Stuttgart 1998, S. 224.

Maxen, A. von et al.: »Kursbuch Medikamente und Wirkungen«, Zabert Sandmann, München, 2. Auflage 2000, S. 481.

Stiftung Warentest: »Handbuch Medikamente«, Berlin 2001, S. 375f.

Weber, Markus: »Braucht Ihre Schilddrüse mehr Jod?« In: »Journal für die Frau«, 16. Mai 2001, S. 91.

Nitrit-Pökelsalz, jodiertes

Der EU.L.E.N-Spiegel, das Fachorgan des Europäischen Institutes für Lebensmittel- und Ernährungswissenschaften e.V., veröffentlichte am 24.11.1997 die Untersuchungsergebnisse von Hubertus Wagner von der Bundesanstalt für Fleischforschung über die Entstehung von hormonwirksamen Verbindungen durch jodiertes Nitrit-Pökelsalz:

Hormonwirksame Verbindungen durch jodiertes Nitrit-Pökelsalz

»Iodsalz: Hormone im Leberkäse

Seit 1991 darf iodiertes Nitrit-Pökelsalz verwendet werden. Da das Iodat im schwach sauren Milieu des Fleisches ... sehr aktiv ist, untersuchte Hubertus Wagner ... den Verbleib von radiomarkiertem Iod in Leberkäse. Es zeigte sich, dass das Iodat, egal ob aus Speise- oder Pökelsalz, zu über 80% in Iodid umgewandelt wird. Durch Reaktionen zwischen Iodid und Iodat entsteht elementares Iod. Beim Erhitzen reagiert es mit Aminosäuren, bevorzugt mit Tyrosin. Iodiertes Tyrosin ist ein Bestandteil der Schilddrüsenhormone, d. h. es entstehen hormonwirksame Verbindungen. Selbst unter extremen Bedingungen (ph1) wurden die iodierten Aminosäuren nur teilweise abgebaut. Des Weiteren reagiert das Iod mit den Doppelverbindungen ungesättigter Fettsäuren. Die iodierten Fettsäuren blieben bei ph1 stabil.

Anmerkung:

Über biologische Wirkung und Toxikologie der iodierten Fettsäuren ist nichts bekannt. Die iodierten Aminosäuren können als ›endocrine disruptors‹ die Schilddrüsenfunktion empfindlich stören. Damit ließen sich die bekannten, schwer vorhersagbaren Reaktionen auf iodierte Lebensmittel erklären.« (EU.L.E.N-Spiegel 1996/H.3/S.1–7)

Literatur:
Braunschweig-Pauli, Dagmar: »Jod-Krank. Der Jahrhundert-irrtum«, 2. Auflage Trier 2007, S. 87ff.
»Iodsalz: Hormone im Leberkäse«, in: EU.L.E.N-Spiegel, 3. Jg. Nr. 8, 24.11.1997, S. 8.
Wagner, Hubertus: »Iodiertes Pökelsalz – Reaktionen mit Fleischinhaltsstoffen«, in: »Rundschau für Fleischhygiene und Lebensmittelüberwachung«, 1997/49/S. 155f.

Radiojodtherapie

Im »EU.L.E.N-Spiegel«, dem Fachorgan des Europäischen Institutes für Lebensmittel- und Ernährungswissenschaften e.V. wird von britischen Forschungsergebnissen über die Radiojodtherapie berichtet:
»Etwa 2% aller Frauen und 0,2% der Männer leiden an einer Überfunktion der Schilddrüse, die vor allem mit einem erhöhten Risiko an Herz-Kreislauf-Erkrankungen und Osteoporose verbunden ist.

Durch eine Behandlung mit Radio-Jod lassen sich diese Effekte beheben. Zumindest dachte man dies bisher. Eine britische Studie mit 7.200 Radio-Jod-Patienten zeigt ein weniger erfreuliches Bild: Je höher die Radio-Jod-Dosis, desto geringer die Lebenserwartung der Patienten. Dabei starben die meisten Betroffenen genau an jenen Krankheiten, die man mit dieser Therapie zu verhüten hoffte.« (Franklyn, J. A., S. 712–718)

Geringere Lebens-erwartung nach Radiojodtherapie

In Deutschland führen die Erfahrungen mit dieser Therapie auch zu einer eher zurückhaltenden Einschätzung ihrer Anwendbarkeit.

Ammon schreibt dazu: »Patienten mit großen Strumen und Zeichen einer mechanischen Obstruktion (Verschluss) der Atemwege sollten ebenfalls von der Radiojodtherapie ausgenommen werden, da durch Schwellung der Drüse die Gefahr der Asphyxie (Atemstillstand und Herz-Kreislaufversagen bei Atemläh-mung) besteht.«

Ammon warnt vor den Nebenwirkungen der Radio-jodtherapie. Das sind durch die Bestrahlung ausgelöste Schilddrüsenentzündungen, die sich in Form von Schmerzen und Schwellungen der Schilddrüse äußern, und ebenfalls durch Atemlähmung und Kreislauf-versagen zum Tode führen können.

Tödliche Neben-wirkungen

Wird eine Schilddrüsenüberfunktion mit Radiojod be-handelt, kann sich die Überfunktion verstärken, weil durch diese Behandlung vermehrt Hormone und Jod-proteine ins Blut übergehen. Dadurch können sogar → Thyreotoxische Krisen mit Todesfolge auftreten.

Ammon weiter:»Neben Hypothyreosen, die direkt im Anschluss an eine Radiojodbehandlung einsetzen (6% innerhalb des ersten Jahres, wobei die Zahlen schwan-ken ... und sogar im Zunehmen begriffen sind), kann es auch noch nach Jahren zur Entwicklung einer so genann-ten Späthypothyreose kommen. Sie nimmt nach neue-ren Ergebnissen pro Jahr um 3% zu, sodass nach 24 Jahren 72% der einmal mit Radiojod behandelten Patienten eine Hypothyreose aufweisen ... Auch bei Radiojodtherapie besteht die Gefahr der Verschlim-merung eines → Exophthalmus.« (S. 899)

Entwicklung einer Späthypothyreose

Ein Fallbeispiel:

Hessen, ... 2001
»Sehr geehrte Frau Braunschweig-Pauli,
... Als sich mein gesundheitlicher Zustand als Basedow- und Hyperthyreose-Kranke zu sehr verschlechtert hatte, habe ich mich 2000 für die Radiojodtherapie entschieden ... Mein Zustand war so schlecht, dass ich alles gemacht hätte! ...

Fallbeispiel Radiojodtherapie

Und ich machte 2001 die zweite Radiojodtherapie ... Ich wurde danach von dem leitenden Oberarzt der Nuklearmedizin untersucht ... er teilte telefonisch mit, dass ich in der Unterfunktion war und wie ich die Medikamente zu nehmen hatte ... Mein Zustand verschlechterte sich aber weiter: Gewichtszunahme, Depressionen, Wasseransammlungen im Gesicht, Hände und Beine, Verdauungsprobleme, Müdigkeit und gleichzeitig Schlaflosigkeit, Herzrasen ... der Termin bei meinem Arzt, der mir fröhlich gratulierte, ich sei endlich in der Unterfunktion, die Therapie sei ein Erfolg gewesen! Und so was muss man sich anhören, wenn es einem so dreckig geht ...«

Literatur:
Franklyn, J. A. et al.: »Mortality after the treatment of hyperthyreoidism with radioactive iodine«. In: »New England Journal of Medicine« 1998/338/S. 712–718. Zitiert in: »EU.L.E.N-Spiegel: www.das-eule.de/4998.html«, 13.08.02.
Braunschweig-Pauli, Dagmar: »Jod-Krank, der Jahrhundertirrtum«, Andechs 2000, s. Stichwortverzeichnis.

Röntgenkontrastmittel, jodhaltiges

»In allen offiziellen Stellungnahmen, in denen die Unbedenklichkeit der in der Nahrung befindlichen Jodmengen garantiert wird, unterlassen es die Jodbefürworter jedoch niemals, auf die gravierenden Gesundheitsgefahren durch jodhaltige Röntgenkontrastmittel hinzuweisen. Man steht auf dem Standpunkt, dass Jod nur in großen Mengen, so wie sie in Röntgenkontrastmitteln enthalten sind, gesundheitsschädlich sei. Um welche gesundheitlichen Gefahren es sich dabei handelt, wird nie erwähnt.

Um diese Wissenslücke zu schließen, sind hier die Gesundheitsschädigungen, die durch jodhaltige Röntgenkontrastmittel ausgelöst werden können, vollständig aus der ›Roten Liste‹ zitiert.«

Gegenanzeigen

a Manifeste Hyperthyreose

b Schwere Leberfunktionsstörung

c Herzinsuffizienz

d I.v. Gallen-Kontrastmittel:
    monoklonale IgM-Gammopathie, z. B.
    Makroglobulinämie (Waldenström-Krankheit)

e Multiples Myelom (Plasmozytom)

f Niereninsuffizienz (Röntgenkonstrastmittel können
    die Nierenfunktion beeinträchtigen)

Gesundheits-schädigungen, die durch jodhaltige Röntgenkontrast-mittel ausgelöst werden können

Anwendungsbeschränkungen

a Überempfindlichkeit gegenüber jodhaltigen Röntgenkontrastmitteln

b Allergische Disposition

c Schilddrüsenfunktionsstörungen

d Knotenstrumen

e Schwere Herz-Kreislauf-Insuffizienz

f Funktionsstörungen der Leber (Bilirubinwerte über
    2 mg%)

g Andere monoklonale Gammopathien

h Patienten mit unausgeglichenem Wasser- und
    Elektrolyt-Haushalt

i Kinder unter 6 Jahren: i.v. Injektion langsam und
    gleichmäßig. Die Injektionszeit darf 10 Min. nicht
    unterschreiten

j Bei Erwachsenen und Kindern über 6: Applikation nur als Infusion

Mögliche Gesundheitsschäden durch Röntgenkontrastmittel

Schwangerschaft
a kontraindiziert
Bei umfangreicher Anwendung am Menschen hat sich kein Verdacht auf eine embryotoxische/teratogene Wirkung ergeben. Der Tierversuch erbrachte jedoch Hinweise auf embryotoxische/teratogene Wirkungen. Diese scheinen für den Menschen unbedeutend zu sein. Schädigung des Feten durch Röntgenstrahlen in hohen Dosen
b Iatroxinsäure: strenge Indikationsstellung (Anwendung nur bei vitaler Indikation)

Stillzeit
Strenge Indikationsstellung
Über das Ausmaß der Sekretion der Substanz in die Muttermilch liegen keine Untersuchungen vor. Nach Applikation des Arzneimittels sollte die Muttermilch daher aus Sicherheitsgründen für die Dauer von 2 Tagen verworfen werden.

Nebenwirkungen
Haut   a   Hautreaktionen (gelegentlich)
                 Juckreiz, Urtikaria (s. j Immunsystem)
Muskel und Skelett
          (j) Muskelzittern (s. j Immunsystem)
Nervensystem u. Psyche
          a   Hitzegefühl (gelegentlich)
          b   Neurologische Komplikationen wie Koma, vorübergehende Somnolenz und Krampfanfälle (Einzelfälle)
                 (j) Schwitzen, Kopfschmerz, Schwindel, Blässe (s. j Immunsystem)

222

Augen   c   (j) Tränenfluss (s. j Immunsystem)

Gastrointestinaltrakt

    d   Übelkeit, Erbrechen (gelegentlich)

       (j) Würgen (s. j Immunsystem)

Leber, Galle

    e   Anstieg der Leberwerte (Bilirubin, SGPT) (gelegentlich) (in der Regel reversibel) des Herz-Kreislauf-Systems wie Tachykardie, Bradykardie

Elekrolyte, Stoffwechsel

       (j) Ödeme (s. j Immunsystem)

Herz, Kreislauf

    f   Leichte Beeinflussung des Herz-Kreislauf-Systems wie Tachykardie, Bradykardie

       (j) Hypertension und Hypotension (s. j Immunsystem)

Gefäße   g   Bei Angiografien Gefäßschmerzen

Atemwege   (j) Atemnot (s. j Immunsystem)

Urogenitaltrakt

    h   Serumkreatininanstieg (gelegentlich) (in der Regel reversibel)

    i   Nierenversagen (Einzelfälle)

Immunsystem

    j   Unverträglichkeitsreaktionen wie Frösteln, Fieber, Schwitzen, Kopfschmerz, Schwindel, Blässe, Würgen und Atemnot, Blutdruckanstieg – oder Abfall, Juckreiz, Urtikaria, Ödeme, Muskelzittern, Niesen und Tränenfluss (gelegentlich) (Therapie abbrechen)

    k   Überempfindlichkeitsreaktionen bis hin zum Schock (selten)

Sonstiges   Todesfälle (vereinzelt)«.

Mögliche Gesundheitsschäden durch Röntgenkontrastmittel

223

Literatur:

»Rote Liste 1999«, Arzneimittelverzeichnis des Bundesverbandes der Pharmazeutischen Industrie e.V. (BPI), des Verbandes Forschender Arzneimittelhersteller e.V. (VFA), des Bundesfachverbandes der Arzneimittel-Hersteller e.V. (BAH), und des Verbandes aktiver Pharmaunternehmen e.V. (VAP), Frankfurt/Main 1999, Orange, S. 265f.

Soja und Schilddrüse

Eine Literatursuche des »Arbeitskreises für Ernährungsforschung e. V.« zum Thema Soja und dessen Auswirkungen auf die Schilddrüse förderte interessante, bis jetzt nicht beachtete Forschungsergebnisse ans Tageslicht: nämlich dass die bislang als positiv eingestuften Phytoöstrogene – denen man positive Wirkungen bei Wechseljahrbeschwerden zuschreibt – negative Auswirkungen auf die Schilddrüse haben sollen.

Die Ernährungswissenschaftlerin des Arbeitskreises, Frau Dr. Petra Kühne, fasste das neu entdeckte Wissen über diese Stoffe, die man auch als »Isoflavonoide« bezeichnet, im 2. Ernährungsrundbrief des Arbeitskreises (2/02) und in der Info 11/02: »Soja-Isoflavonoide – immer geeignet zur Gesundheitsvorsorge?« zusammen.

Isoflavonoide binden Jod – negativer Effekt auf die Schilddrüse

Die in Soja enthaltenen Phytoöstrogene (Isoflavonoide) haben nachweislich einen negativen Effekt auf die Schilddrüse, weil sie Jod binden, »wodurch es zu einer eingeschränkten Wirkung der Schilddrüsenhormone kommt, die bis zu einer Schilddrüsenunterfunktion führen kann«. (Kühne, S. 40) Zwar wird Soja heute vielfach als besonders gesund angeboten und empfohlen, aber wie so oft wird hier nur einseitig auf einen gerade interessant gewordenen Stoff gesehen, ohne die anderen Inhaltsstoffe und ihre Wirkungsweise zu beachten.

Man unterscheidet bei den Phytoöstrogenen zwei Gruppen: die Isoflavonoide und die Lignane.

Laut Dr. Kühne wusste man bereits vor 30 Jahren, dass Soja die Jodierung der Schilddrüsenhormone behindern kann, weil »die Isoflavonoide das Enzym Thyroidperoxidase hemmen können, das Jod an die Hormone bindet und sie damit wirksam macht …

Für Schilddrüsenkranke mit Unterfunktion, aber auch für Menschen, die sehr viel Soja essen, kann diese Jodbindung bedeutsam sein und zu Beeinträchtigungen führen.«

Das wird problematisch bei Säuglingen, »die mit Sojababynahrung ernährt werden und daher eine große Menge (zu jeder Mahlzeit) von diesen Phytoöstrogenen erhalten – im Gegensatz zur Mutter- oder Kuhmilch, die arm an Isoflavonoiden ist«.

Sojababynahrung ist problematisch

Ein weiteres Problem stellt die Jodierung der Soja-Formulanahrung dar. Dem Kinde werden neben ungebundenem Jodid auch jodierte Isoflavonoide zugeführt, deren Wirkung im Stoffwechsel aber unbekannt ist.

»Aber auch Frauen in den Wechseljahren, die zudem oftmals mit Schilddrüsenproblemen zu tun haben, sollten dies bei einer Zufuhr von Isoflavonoiden bedenken …«, stellt Petra Kühne fest.

Literatur:

Kühne, Petra: »Soja und Schilddrüse«, in: »Ernährungsrundbrief«, Arbeitskreis für Ernährungsforschung, 2/02, S. 40.

Dies.: »Soja-Isoflavonoide – immer geeignet zur Gesundheitsvorsorge?«, in: »Arbeitskreis für Ernährungsforschung«, Info 11/02.

Überversorgung mit Jod

Da sich Jod in den einzelnen Drüsen und Organen anreichert, kommt es bei zusätzlicher Jodaufnahme zu einer Anhäufung des Jodes im Körper. Die zusätzliche Jodierung der Lebensmittel mit Jod wirft deshalb schnell die Frage nach Überversorgung auf. Denn was und wie viel der Einzelne isst, ist individuell verschieden. Genauso wie auch der tatsächliche Jodbedarf des Einzelnen nicht von einer ausgerechneten Norm bestimmt wird, sondern vom ganz eigenen Bedarf des Individuums.

Dazu äußern sich auch unbeirrbare Jodbefürworter eindeutig: »Die Fähigkeit der Drüsenzellen zur Jodverwertung ist von Person zu Person verschieden. So unterscheiden sich die Schilddrüsen in ihrem Jodbedarf. Was für die eine ein Mangel, mag für die andere, die das verfügbare Jod besser zu nutzen versteht, noch lange ausreichend sein.« (Pfannenstiel, S. 24.)

Der individuelle Jodbedarf ist unterschiedlich

»Die aktuelle individuelle Jod-Utilisierbarkeit der menschlichen Schilddrüsen ist unbekannt … Die Jod-Utilisierbarkeit der Schilddrüsen nimmt mit dem Lebensalter ab.« (Bauch, S. 32, S. 35)

Schilddrüsenspezialisten wissen folglich genau, dass die generelle Jodierung der Lebensmittel mit der sehr großen Gefahr einer Überjodierung verbunden ist, weswegen Anke et al. die weitere wissenschaftliche Kontrolle dieser Aktion fordern: »Die dritte Maßnahme [nach Jodierung des Speisesalzes und der Mineralstoffmischungen landwirtschaftlicher Nutztiere, Anm. d. Autorin], »die Jodierung des gewerblichen Speisesalzes, muss wissenschaftlich weiter verfolgt werden, um eine Überversorgung mit Jod, wie sie in den USA vorkommt, zu verhindern. Die Nutzung des Jods als Desinfektionsmittel (Euter-, Klauendesinfektion bei Rindern) kann zu einer Erhöhung des Jodgehalts in der Nahrungskette führen.«

Zwar habe die EU die Einsatzmenge an Jod von 40 auf 10 mg/kg Futtertrockensubstanz vermindert, aber erstaunlicherweise habe man die Futtertrockensubstanz nur bei Pferden auf 4 mg/kg reduziert. »Kuhmilch ist nur bis zu einem Jodgehalt von 500 Mikrogramm/l marktfähig. Zur Formulaherstellung werden wesentlich niedrigere Jodkonzentrationen verlangt (120 Mikrogramm/l). In Zukunft muss auch einem Jodüberschuss Aufmerksamkeit geschenkt werden.« (Anke et al., S. 163) Dieser bereits im Jahre 2000 geäußerte Vorbehalt hat sich mittlerweile in der Praxis bestätigt. Nachweislich haben die Jodgehalte in Milch und Milchprodukten sowie Eiern aufgrund der Jodierung des Viehfutters beträchtlich, ja sogar besorgniserregend zugenommen. Laut einer Pressemitteilung vom 9. März 2006 der Bundesforschungsanstalt für Landwirtschaft (FAL), Institut für Tierernährung in Braunschweig, erhöhte sich durch Zufütterung von 5,5 mg Jod/kg der Jodgehalt der Milch auf durchschnittlich 1215 µg/kg, und bei Zugabe von 10 mg »sogar auf rund 2760 µg/kg. Damit wäre schon mit einem halben Liter Milch am Tag die maximal tolerierbare Jodaufnahme deutlich überschritten«. »Die EU-Kommission hat auf die Ergebnisse der Wissenschaftler reagiert und die Höchstmengen für Jod in Futtermitteln halbiert. Sie betragen nun für Milchkühe und Legehennen 5 mg/kg« (Fink, 9.3.2006, Pressemitteilung S. 1f). Zur Begründung führt die EU-Kommission an, dass sie die Europäische Behörde für Lebensmittelsicherheit ersucht habe, den physiologischen Jodbedarf der in Frage kommenden Tierarten zu erforschen und »ein Gutachten zu den möglichen schädlichen Auswirkungen der Verwendung von Jod mit dem derzeitig zugelassenen Gehalt auf die Gesundheit von Mensch und Tier oder auf die Umwelt zu erstellen. ... Die Schlussfolgerungen der Stellungnahme der Behörde lau-

Auch einem Jodüberschuss muss Aufmerksamkeit geschenkt werden

227

tet, … dass die Obergrenze für Erwachsene und Jugendliche möglicherweise überschritten wird« (Amtsblatt der Europäischen Union, Verordnung Nr. 1459/2005 der Kommission vom 8.9.2005, L233/8).

Im Rahmen einer EU-weiten Untersuchung wurden 53 Produkte untersucht, denen mehr als ein Nährstoff zugesetzt worden war: also Vitamine, Mineralstoffe und Spurenelemente. Das Ergebnis zeigte: Eine Unterschreitung der vorgegebenen Mengen kommt nur selten vor, »weit häufiger gravierende Überschreitungen, … die fast die Regel« sind. (Vgl. Test, S. 78f.)

Das gilt wohl auch für Jodzusätze.

Ein Fallbeispiel:

Brandenburg, … 2001
»An die Deutsche SHG der Jodallergiker, MB und Hyperthyreosekranken. … Ich habe seit mehreren Jahren Jodid 200 eingenommen. Bis es … 2001 zum Zusammenbruch kam. Ich hatte ständig Herzrasen, Unruhe, Angst und andere Symptome. Ich ging zu einem Internisten, der mir sofort sagte: ›Sie sind mit Jod überdosiert‹, was sich auch in den Schilddrüsenwerten zeigte.«

Literatur:

Anke, M. et al.: »Die Versorgung Erwachsener Deutschlands mit Jod, Selen, Zink bzw. Vanadium und mögliche Interaktionen dieser Elemente mit dem Stoffwechsel«, Wien 2000, S. 162f.

»Außer Kontrolle. Angereicherte Lebensmittel«, in: »Test« 2/1998, S. 77–80.

Bauch, K.-H.: »Medikamentöse Therapie der Jodmangelstruma«. In: »Verhandlungsbericht des 14. Wiesbadener Schilddrüsengespräches, Februar 1996«, S. 32, S. 35.

Braunschweig-Pauli, Dagmar: »Jod-Krank. Der Jahrhundertirrtum«, 2. Auflage Trier 2007, S. 247ff.

Pfannenstiel, Peter/Schwarz, Werner: »Nichts Gutes im Schilde«, Stuttgart 1994, S. 24.

Literaturverzeichnis

Achenbach, Ludwig: »Die Genomanalyse des Menschen – ein Weg zum besseren Menschen. Dürfen wir alles tun, was wir können?«. In: »Evangelische Verantwortung« 5/01

»Ärzte Zeitung« 24.10.2000: »Kinder mit Struma – meist liegt's nicht am Jodmangel«

»Ärztliche Praxis«: »Schon milde Hyperthyreose lässt Sterblichkeit steigen«, 2. Oktober 2001

Ammon, Hermann, P. T.: »Arzneimittelneben- und -wechselwirkungen. Ein Handbuch und Tabellenwerk für Ärzte und Apotheker«, Stuttgart 1991

Amtsblatt der Europäischen Union vom 9.9.2005: »Verordnung (EG) Nr. 1459/2005 der Kommission vom 8. September 2005 zur Änderung der Bedingungen für die Zulassung einer Reihe von zur Gruppe der Spurenelemente zählenden Futtermittelzusatzstoffen«, L 233/8-L 233/10

Anke, M. et al.: »Die Versorgung Erwachsener Deutschlands mit Jod, Selen, Zink bzw. Vanadium und mögliche Interaktionen dieser Elemente mit dem Stoffwechsel«, Wien 2000

»Arbeitskreis Jodmangel« (Hrsg.): »Service. Jodiertes Speisesalz (Jodsalz)«. In: »www.jodmangel.de«

Arnold, Claudia: »Ausgewählte Supplemente in Lebensmitteln, insbesondere Jod, Fluor und Folat«, Diplomarbeit im Fachbereich Oecotrophologie der Hochschule Niederrhein Mönchengladbach, 2004

Bankhofer, Hademar: »Das Glück gesund zu sein«, Herbig Verlag, München 4. Auflage 2003, S. 16

Barmer Ersatzkasse, »Mitgliederzeitschrift«, Nr. 4, 2000

Bauch, K.-H.: »Medikamentöse Therapie der Jodmangelstruma«. In: »Verhandlungsbericht des 14. Wiesbadener Schilddrüsengespräches, Februar 1996«

Boericke, W.: »Homöopathische Mittel und ihre Wirkungen«, Leer/Ostfriesland 1995

Braunschweig-Pauli, Dagmar: »Jod-Krank. Der Jahrhundertirrtum«. 2. akt. Neuauflage Verlag Braunschweig-Pauli Trier 2007

Braunschweig-Pauli, Dagmar: »Basisartikel JOD. Basisinformationen zur ›generellen Jodsalzprophylaxe‹. Mit den 8 Faustregeln für ›unjodiertes‹ Einkaufen«. Verlag Braunschweig-Pauli Trier 2008

Braunschweig-Pauli, Dagmar: »Kochen und Einkaufen ohne Jodzusätze«. Verlag Braunschweig-Pauli Trier 2009

Bürgi, H. et al.: »The Toxicology of Iodate: A review of the Literature«. In: »Thyroid«, vol. 11, nr. 5, 2001

Ciaranello, R. A. et al.: »Konzentrationsstörung mit Hyperaktivität – charakteristische Symptome einer allgemeinen thyreoidalen Hormonresistenz«. In: »Die Schilddrüse«, Merck 1995

Derwahl, Karl-Michael/Hotze, Lothar-Andreas (Hrsg.): »Schilddrüse und Frau«. In: »Referate des 19. Wiesbadener Schilddrüsengespräches«, Berlin 2001

Derwahl, Karl-Michael: »Autoimmunerkrankungen der Schilddrüse und anderer Organe«. In: Derwahl, Karl-Michael/Hotze, Lothar-Andreas (Hrsg.): »18. und 19. Wiesbadener Schilddrüsengespräch 2000«, Merck Darmstadt 2001

Derwahl, Karl-Michael: »Therapie der latenten Hypothyreose«. In: Derwahl, Karl-Michael/Hotze, Lothar-Andreas (Hrsg.): »20. Wiesbadener Schilddrüsengespräch 2002«, Berlin 2002

Dpa-Meldung: »Mediziner: Jodaufnahme nicht nur positiv« vom 16.3.2002

Deutscher Bäderverband e.V., Schumannstr. 111, 53113 Bonn: »Heilbäder und Kurorte«, Februar 1999

»Deutschland – ein Jodmangelgebiet wird vom Bundesumweltamt in Zweifel gezogen!«. In: »Jahresbericht des Bundesumweltamtes für 1994«

»Die Schilddrüse. Ausgewählte Referate der Jahre 1992 bis 1995«, Merck KGaA Darmstadt

Draeger, W. (Hrsg.): »Das Barmer Lexikon«, München 1988

Droste, Michael: »Kasuistik: Autoimmunthyreoiditis bei Diabetes mellitus Typ I«. In: Derwahl, Karl-Michael/ Hotze, Lothar-Andreas (Hrsg.): »Referate des 18. Wiesbadener Schilddrüsengespräches 2000

»EU-Ökonews« 09/02 November 2002

»Fakten zur Jodversorgung in Deutschland«. In: »Eine Information des Arbeitskreises Jodmangel«, Groß-Gerau, April 1997

»Fränkischer Tag«: »Deutsche werden immer dicker«, 11.5.2001

Ders.: »Dramatischer Trend. Bundesweites Projekt gegen Übergewicht bei Kindern«, 19. Juli 2001

Fink, Margit: »Bessere Jodversorgung durch Milch«. Pressemitteilung vom 9. März 2006 der Bundesforschungsanstalt für Landwirtschaft (FAL), Kontakt: Prof. Dr. Gerhard Flachowsky, Institut für Tierernährung, Bundesallee 50, 38116 Braunschweig, Tel.: (0531) 5 96 31 02, E-Mail: te@fal.de

»Fränkischer Tag«: »Erkenntnisse zu Alzheimer. Studie zeigt Zusammenhang mit Vitaminmangel«, Pilotstudie des Hamburger Universitätsklinikums zu den fünften Hamburger Alzheimer Tagen, 19. Juni 2001

»Fränkischer Tag«: »Neue Hoffnung bei Lupus«, 31. Mai 2000

Franklyn, J. A., et al.: »Mortality after the treatment of hyperthyreodism with radioactive iodine«. In: »New England Journal of Medicine« 1998/338

Freese, Dr. Hans: »Jod in Lebensmitteln«, in: Balance 3/2008.

»Gesundheitsschäden durch jodierte Algenprodukte«. In: »Ernährungs-Umschau« 48 (2001), BgVV, Heft 8

Giftnotruf Nürnberg vom 4.1.1996: »Kaliumjodid und

Natriumjodid«: »Toxizität«: »allergisch: akute Lebensgefahr mit Angioödem und Larynxödem möglich«
Giftnotruf Nürnberg vom 6.8.1998: »Jod/Kaliumjodid/Natriumjodid«: »Toxizität«
Giftnotruf Nürnberg vom 22.10.1999: »Jod«: »Toxizität« (bei Allergie)
Großklaus, Rolf/Somogyi, Arpad (Hrsg.): »Notwendigkeit der Jodsalzprophylaxe«, bga Schriften 3/94

Haubold, Helmut: »Der Kropf, eine Mangelerkrankung«, Schriftenreihe über Mangelerkrankungen, Heft 4, Stuttgart 1955
Hehrmann, Rainer: »Schilddrüsenerkrankungen«, 2. Auflage, Stuttgart 1995
Hehrmann, Rainer: »Schilddrüsenkrankheiten während und nach der Schwangerschaft«. In: »Verhandlungsbericht des 15. Wiesbadener Schilddrüsengespräches«, März 1997, Merck 1997
Henning Berlin (Hrsg.): »Arzneimittelinformation: www.henning.de/schild_arznei.htm«, Henning Berlin 1997
Henzen, C./Buess, M./Brander, L.: »Die jodinduzierte Hyperthyreose (Jodbasedow): ein aktuelles Krankheitsbild«. In: »Schweizerische Medizinische Wochenschrift«, 1999, Nr. 129
Heufelder, A. E.: »Autoimmunerkrankungen der Schilddrüse und anderer Organe«. In: Derwahl, Karl-Michael/Hotze, Lothar-Andreas (Hrsg.): »18. und 19. Wiesbadener Schilddrüsengespräch 2000«, Merck Darmstadt 2001

»Jodsalz: Hormone im Leberkäse«, in: EU.L.E.N-Spiegel, 3. Jg. Nr. 8, 24.11.1997
Jörgensen, Hans-Heinrich: »Schilddrüsenüberfunktion lässt Sterblichkeit steigen«. In: »Oldenburger Bio-Bote«, Nov. 2001

Kahaly, G. et al.: «Kardiovaskuläre Symptome der Hyperthyreose«. In: »Die Schilddrüse, ausgewählte Referate der Jahre 1992 bis 1995«, Merck KGaA Darmstadt

Kasper, Heinrich: »Ernährungsmedizin und Diätetik«, München, 8. neu bearb. Aufl. 1996

Katalyseinstitut f. angewandte Umweltforschung (Hrsg.): »Was wir alles schlucken«, Rowohlt 1992

Klee, Ernst: »Deutsche Medizin im dritten Reich. Karrieren vor und nach 1945«, Frankfurt 2001

Knabe, Joachim: »Lehrbuch der Pharmazeutischen Chemie«, Stuttgart 1962

Koch, Lutz: »Bluthochdruck bei Frauen: Was Ihnen jetzt hilft«, Trias-Verlag, Stuttgart 2001

Köhrle, Josef: »Mineralstoffe und Spurenelemente«, Stuttgart 1998

Kühne, Petra: »Soja und Schilddrüse«. In: »Arbeitskreis für Ernährungsforschung e.V.« (Hrsg.): »Ernährungsrundbrief 2/2002«

Dies.: »Soja-Isoflavonoide – immer geeignet zur Gesundheitsvorsorge?«. In: »Arbeitskreis für Ernährungsforschung e.V.« (Hrsg.): »Info 11/2002«

Langbein, Kurt/Martin, Hans-Peter/Weiss, Hans: »Bittere Pillen«, Köln 1999–2001

»Lancet« 358 (2001)

Lathia, D./Kloep, D.: »Einfluss von Nahrungsmittelinhalts- und -zusatzstoffen auf die Nitrosaminbildung unter physiologischen Bedingungen – ein kurzer Überblick«. In: »Ernährung (Nutrition)« Bd. 11, Nr. 2, 1987

Leeser, Otto: »Lehrbuch der Homöopathie. Mineralische Arzneistoffe«, Bd. II, Ulm 1961

Leibold, Gerhard: »Herzinfarkt. Neue Erkenntnisse – Sanftere Therapien«, in: »Natur & Heilen«, 8/2000

Lewin, Louis: »Gifte und Vergiftungen: Lehrbuch der Toxikologie«, 6. Auflage, Heidelberg 1992

Mandl, Elisabeth: »Tiere, Minerale und andere Heilmittel in der Homöopathie«, Wien 1992

Mann, K. et al.: »Hohe Jodbelastung durch systemische Resorption von Röntgenkontrastmitteln ...«. In: »Die

Schilddrüse. Ausgewählte Referate der Jahre 1992 bis 1995«, Merck KGaA Darmstadt 1995

Mann, Klaus: »Morbus Basedow und endokrine Orbitopathie«. In: »Die Schilddrüse. Ausgewählte Referate der Jahre 1992 bis 1995«, Merck KGaA Darmstadt

Maxen, A. v. et al.: »Kursbuch Medikamente und Wirkstoffe«, Zabert Sandmann, 2. Auflage, München 2000

Mecke, Heide: »Die Deutsche Zöliakie-Gesellschaft e.V.«. In: »Arbeitskreis Ernährungsforschung e.V.« (Hrsg.): »Ernährungsrundbrief 2/2001«

Merk, Hans F.: »Jodallergien bzw. Jodinduzierte Hautveränderungen im Zusammenhang mit jodiertem Salz?«. In: Großklaus, Rolf/Somogyi, Arpad (Hrsg.): »Notwendigkeit der Jodsalzprophylaxe«, bga Schriften 3/94

Messing, Norbert/Pauli, Dagmar: »Einkaufsführer Jod«, Verlag Ganzheitliche Gesundheit Norbert Messing, Bad Schönborn 2003

Meyer, Helmut/Coenen, Manfred (Hrsg.): »Pferdefütterung«, 4. erweiterte u. aktualisierte Auflage, Berlin 2002

Mindell, Earl: »Die Vitaminbibel für das 21. Jahrhundert«, Heyne Ratgeber 1999

Monzani F. et al.: »Neurologische und psychische Auswirkungen einer subklinischen Hypothyreose. In: »Die Schilddrüse«, ausgewählte Referate der Jahre 1992 bis 1995, Merck KGaA , Darmstadt

»Nahrung, die schadet, Nahrung, die heilt«, Verlag Das Beste, Stuttgart 1997

Novotny, Uli: »Heilkräuter in der Schwangerschaft. Eine harmlose Alternative?«. In: »Natur & Heilen«, März 2002

»New Scientist« Vol. 165, No. 222

Pappert, D./Rossaint, R./Streich, R.: »Anästhesie und Schilddrüse«. In: »Anästhesiologie und Intensivmedizin«, 12/95

Pauli, Dagmar/Messing, Norbert: »Der kritische Einkaufsführer Jod. Bilanz der Belastungen und Risiken. Große

Liste von Lebensmitteln ohne künstliche Jodzusätze. Was wir noch essen können in Deutschland. Ein Handbuch für jodempfindliche und gesundheitsbewußte Verbraucher«, Verlag Norbert Messing, Bad Schönborn 2004 (vergriffen)

Pelka, Julia: »Tausend Mal recycelt und immer wie neu. Troisdorfer Unternehmen entwickelte Verfahren, um Jod wieder aufzubereiten – weltweit einzigartig«. In: »Bonner Generalanzeiger«, 12. November 1996

Pfannenstiel, Peter: »Kann eine Langzeittherapie mit Levothyroxin bei älteren Patienten eine Osteoporose verstärken?« In: »Die Schilddrüse. Ausgewählte Referate der Jahre 1992–1995«, Merck KGaA Darmstadt

Pfannenstiel, Peter/Hotze, Lothar-Andreas: »Neue und vergessene Aspekte der Therapie von Jodmangelstrumen«. In: »Verhandlungsbericht des 14. Wiesbadener Schilddrüsengespräches«, Februar 1996

Pfannenstiel, Peter/Hotze, Lothar-Andreas (Hrsg.): »Schilddrüsenkranke in der Frühphase des Lebens«. In: »Verhandlungsbericht des 15. Wiesbadener Schilddrüsengespräches«, März 1997

Pfannenstiel, Peter/Schwarz, Werner: »Nichts Gutes im Schilde«, Stuttgart 1994

Pfeiffer, Andreas F. H.: »Schilddrüse und Diabetes mellitus«. In: Derwahl, Karl-Michael/Hotze, Lothar-Andreas (Hrsg.): »Referate des 18. Wiesbadener Schilddrüsengespräches 2000«

»Pschyrembel. Klinisches Wörterbuch«, 256., 257., 258. und 259. Auflage, Berlin 1990–2002

Pulver, Liselotte: »…wenn man trotzdem lacht«, München 1990

Reisch, Mathias/Knorr, André/Großmann, Dietlinde/ Köser, Heinz: »Zur Jodrückgewinnung aus Krankenhausabwässern«, in GWF, Wasser-Abwasser 144 (2003) Nr. 5, S. 359–364

»Restless-Legs-Syndrom: Diagnose leichter erstellbar als vermutet«. In: »Natur & Heilen«, November 2001

Reuter, Peter: »Springer Wörterbuch Medizin«, Berlin, Heidelberg, New York, 2001

»Rote Liste 1994« (Orange) und »Rote Liste 1999« (Orange): »Arzneimittelverzeichnis des Bundesverbandes der Pharmazeutischen Industrie e.V.«

Sato, K et al.: »Jodinduzierte Hypothyreose bei Nierenfunktionsstörungen«. In: »Die Schilddrüse, ausgewählte Referate der Jahre 1992 bis 1995«, Merck KGaA Darmstadt

Schenck, Ernst Günther: »Hitler als Patient. Eine medizinische Biografie«, Augsburg 2000

Schleusener, H.: »Zusammenfassung des Rundtischgespräches über die Verbesserung der Jodversorgung – praktische Schritte«, in: Großklaus, Rolf/Somogyi, Arpad (Hrsg.): »Notwendigkeit der Jodsalzprophylaxe«, bga Schriften 3/94

Schneider, Jörg/ Süßenguth, Mario: »Kostenratgeber Zähne«, S. Hirzel Verlag, Stuttgart 2005, S. 66ff

»Seniorenratgeber«, März 2000

Shiroky, J. B. et al.: »Vermehrtes Auftreten von Schilddrüsen-Funktionsstörungen bei Patienten mit rheumatischer Arthritis«. In: »Die Schilddrüse. Ausgewählte Referate aus den Jahren 1992 bis 1995«

Shomon, Mary J.: »Die gesunde Schilddrüse«, Deutsche Erstausgabe, Februar 2002, Goldmann München

Siafakas, N. et al.: »Geschwächte Atemmuskulatur bei Hypothyreose«,

Ders.: »Atemmuskelkraft und Hyperthyreose«. In: »Die Schilddrüse. Ausgewählte Referate der Jahre 1992 bis 1995«, Merck KGaA, Darmstadt

Specke, Helmuth K.: »Der Gesundheitsmarkt in Deutschland«, Verlag Hans Huber, CH- Bern, 3. Auflage 2005, S. 384ff

Staub, J.-J. et al.: »Das Spektrum der subklinischen und klinischen Hypothyreose. In: »Die Schilddrüse«. »Ausgewählte Referate der Jahre 1992 bis 1995«, Merck KGaA, Darmstadt

Stauffer, Karl: »Klinische homöopathische Arzneimittellehre«, Regensburg 1926, 13. unveränderte Auflage, Stuttgart 1998

Stiftung Warentest: »Handbuch Medikamente«, 4. neu bearb. und erweiterte Auflage 2001

Tixier, Leon/De Seze, Stanislas/Eck, Marcel: »Die Therapie von Cholesterinüberschusserkrankungen«. In: Rev. Med. 54, 204–222, 1937

Ullrich, Konrad: »Die rechtswidrige deutsche Jodprophylaxe«. Bericht über einen aktuellen Skandal, Rastede 2004, in: http://ulirast.homepage.t-online.de

Derselbe: »Wie uns heimlich Jod eingeflößt wird und sich der Staat an dieser Grundrechtsverletzung beteiligt«, Rastede 2004, http://ulirast.homepage.t-online.de

Usadel, K. H.: »Zur Problematik der iodinduzierten Hyperthyreose«. In: »Langenbecks Archiv für Chirurgie«, Springer-Verlag 1985

Vollborn, Marita/Vlad Georgescu: »Die Gesundheitsmafia. Wie wir als Patienten betrogen werden«, S. Fischer Verlag, Frankfurt 2005

Wagner, Hubertus: »Iodiertes Pökelsalz – Reaktionen mit Fleischinhaltsstoffen«. In: »Rundschau für Fleischhygiene und Lebensmittelüberwachung«, 1997, 47

Wagner, Volker: »www.jodhaltig.de/:Jod, jodhaltige Stoffe, jodhaltiger Abfall«

Weber, Markus: »Braucht Ihre Schilddrüse mehr Jod?« In: »Journal für die Frau«, 16. Mai 2001

Glossar –
Erläuterungen medizinischer Begriffe

ADHS:
Das ist die Abkürzung für Aufmerksamkeits-Defizit-Hyperaktivitäts-Störung, auch kurz Hyperaktivität genannt, und bezeichnet eine Verhaltensstörung, die mit motorischer Unruhe, Impulsivität, Ablenkbarkeit, Aggressivität, Zerstörungswut, Konzentrationsstörungen u. a. einhergeht.

Anaphylaktischer Schock
»Lebensbedrohliches Maximalstadium der Allergie vom Typ I mit Schocksymptomatik unmittelbar (Sekunden bis Minuten) nach Allergenkontakt« (Pschyrembel, S. 1504)

Angiographie
Röntgenuntersuchung der Blutgefäße nach Injektion eines Röntgenkontrastmittels

Angio-Ödem
Schmerzhafte Schleimhaut-Schwellung

Anurie
Nierenversagen

Angina Pectoris
Herzenge, die als typisches Warnzeichen für einen Herzinfarkt angesehen wird

Apathie
Teilnahmslosigkeit

Asphyxie
Atemstillstand

Autoimmunerkrankungen
Krankheiten, bei denen sich so genannte »Auto-antikörper« gegen körpereigene Substanzen richten

Autonome Adenome
Überaktive Bereiche in der Schilddrüse, die so genann-ten »heißen Knoten«

Bradykardie
Herzrhythmusstörungen mit Abfall der Herzfrequenz unter 60/min

Cerebralatherom
Hautzyste im Gehirn

Dekompression
Druckentlastung von Organen

Diuretika
Arzneimittel, die die Ausscheidung von Natrium und Wasser bewirken

Dysfunktion, erektile
Erektionsstörungen

Dyspnoe
Atemnot

Embolisation
Akuter Arterienverschluß durch ein Blutgerinnsel

Endokarditis
Entzündung der Herzinnenhaut

Erythrozytenagglutination
Verklumpung der Blutplättchen

Exantheme
Großflächige, entzündliche Hautveränderungen

Exitus
Tod

Exophthalmus
Augensymptomatik bei Morbus Basedow, wobei beide Augäpfel aus den Augenhöhlen treten

Gastroenteritis
Schleimhautentzündung von Magen und Darm

Glottis-Ödem
Lebensbedrohliche Anschwellung des Kehlkopfes

Hormonresistenz
Hormonelle Störung der Schilddrüse

Hypertension
Erhöhung des arteriellen Blutdrucks

Hyperthyreose
Überfunktion der Schilddrüse

Hypertrophie
Vergrößerung

Hypotension
Erniedrigung des arteriellen Blutdrucks

Hypothyreose
Unterfunktion der Schilddrüse

Insuffizienz
Schwäche, ungenügende Leistung eines Organes

Karpaltunnelsyndrom
Chronische Quetschung der Nerven im Handwurzelkanal

Konjunktivitis
Bindehautentzündung

Koronarsklerose
Durchblutungsstörung im Herzen

Larynx-Ödem
Lebensbedrohliche Kehlkopfschwellung aufgrund al-
lergischer Reaktion

Letal
Tödlich

Leukozytose
Vermehrung der weißen Blutkörperchen im Blut

Mitralklappenprolaps
Schwerwiegende Veränderung der Herzklappen

Myxödem
Wasseransammlung vor allem im Gesicht (bei Unterfunktion)

Nitrosamine
Starke Gifte und Krebserreger

Ödeme
Wasseransammlungen im Gewebe

Orbitopathie
Augensymptomatik; das Hervorquellen der Augäpfel aus ihren Höhlen (bei Morbus Basedow)

Pankreas
Bauchspeicheldrüse

Parästhesien
Missempfindungen wie Kribbeln, Brennen und taubes Gefühl, Sensibilitätsstörungen

Refluxkrankheit
Rückfluss von Mageninhalt in die Speiseröhre (Sodbrennen)

Somnolenz
Schläfriger Zustand, aus dem der Kranke noch durch äußere Reize zu wecken ist

Tachykardie
Herzrhythmusstörung mit Anstieg der Herzfrequenz auf über 100/min

Thyreostatische Medikamente (Thyreostatika)
So genannte Jodisationshemmer, die den Einbau von
Jod in die Schilddrüse hemmen sollen

Thrombophlebitis
Thrombose der an der Oberfläche befindlichen Venen

Tremor
Unkontrollierbares Zittern von Händen und Füßen

TSH-Wert
Abkürzung des englischen Begriffes: »Thyreoidea sti-
mulating hormon«. Das ist das Regulierungshormon
»Thyreotropin«, mit dem die Hirnanhangdrüse Menge
und Zusammensetzung der Schilddrüsenhormone
steuert.

Urtikaria
Nesselsucht. Entzündliche großflächige, ringförmige
Hauterscheinung, die schubweise auftritt, mit jucken-
den, brennenden Quaddeln

Zöliakie
Erkrankung der Dünndarmschleimhaut durch Gluten,
das in vielen Getreidearten (z. B. Weizen, Roggen,
Gerste, Hafer u. a.) vorkommt

Adressen

Alzheimer Forschung Initiative e.V.
Grabenstraße 5, D-40213 Düsseldorf
Tel. (gebührenfrei) (0800) 2 00 40 01
E-Mail: info@alzheimer-forschung.de

Arbeitskreis Ernährungsforschung e.V.
Niddastr. 14, D-61118 Bad Vilbel
Tel. (06101) 52 18 75
Fax (06101) 52 18 86

Deutsche SHG der Jodallergiker, Morbus Basedow-
und Hyperthyreosekranken
Postfach 2967, D-54219 Trier
Tel. (04745) 72 79
Fax (0651) 1 68 74
Internet: www.jod-kritik.de
E-Mail: braunschweig-pauli@web.de
oder mail@jod-kritik.de

Die Deutsche Zöliakie-Gesellschaft e.V.
Filderhauptstraße 61, D-70599 Stuttgart
Tel. (0711) 45 99 81 - 0
Fax (0711) 45 99 81 - 50
E-Mail: info@dzg-online.de

Informationszentrum f. Sexualität u. Gesundheit
(Ratgeber »Erektionsstörungen«, kostenlos gegen
Rückporto)
Universitätsklinik Freiburg, Hugstetter Straße 55,
D-76106 Freiburg
Tel.: (0761) 2 70 - 27 01; Fax.: (0761) 2 70 - 27 45;
E-Mail: info@isg-info.de

Lupus Erythematodes Selbsthilfegemeinschaft e.V.
Döppersberg 20, D-42103 Wuppertal
Tel. (0202) 4 96 87 97
Fax (0202) 4 96 87 98
Internet: www.lupus.rheumanet.org
E-Mail: lupus@rheumanet.org

Internet: www.allergieonline.de/html/allergien.html/
E-Mail: info@oekoinform.de

Internet: www.migraeneliga-deutschland.de

Register

253